U0349997

中国本草图谱

王羽嘉 编著

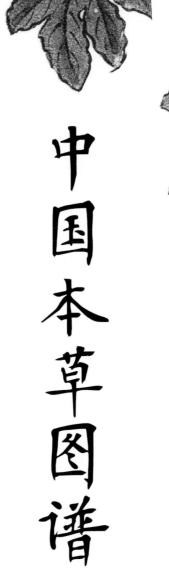

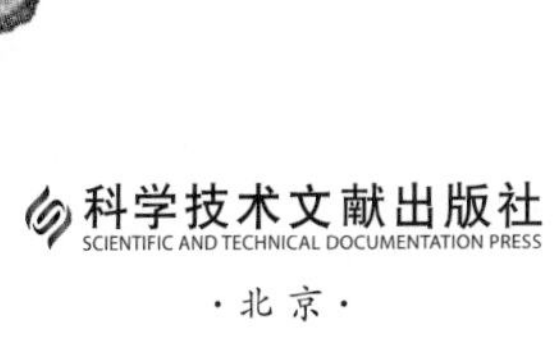
科学技术文献出版社
SCIENTIFIC AND TECHNICAL DOCUMENTATION PRESS
·北京·

图书在版编目 (CIP) 数据

中国本草图谱 / 王羽嘉编著 . — 北京 : 科学技术文献出版社 , 2022.1 (2024.5 重印)

ISBN 978-7-5189-8451-0

Ⅰ . ①中… Ⅱ . ①王… Ⅲ . ①本草—中国—图谱 Ⅳ . ① R281.3-64

中国版本图书馆 CIP 数据核字 (2021) 第 199833 号

中国本草图谱

策划编辑：王黛君　责任编辑：王黛君　宋嘉婧　责任校对：张　微　责任出版：张志平

出 版 者　科学技术文献出版社
地　　址　北京市复兴路 15 号　邮编 100038
编 务 部　(010) 58882938，58882087 (传真)
发 行 部　(010) 58882868，58882870 (传真)
邮 购 部　(010) 58882873
官方网址　www.stdp.com.cn
发 行 者　科学技术文献出版社发行　全国各地新华书店经销
印 刷 者　艺堂印刷 (天津) 有限公司
版　　次　2022 年 1 月第 1 版　2024 年 5 月第 2 次印刷
开　　本　710 × 1000　1/24
字　　数　729 千
印　　张　14.5
书　　号　ISBN 978-7-5189-8451-0
定　　价　159.00 元

版权所有　违法必究

购买本社图书，凡字迹不清、缺页、倒页、脱页者，本社发行部负责调换

听『本草』独白 品人间清欢

《食物本草》和《本草纲目》被称为中医学文化宝库中两颗璀璨的明珠，但《食物本草》比《本草纲目》早了近50年！

《食物本草》是明代宫廷画师根据医学家卢和的著作，用彩色矿料精心绘制的本草插图，明代官方书写体“台阁体”原典，体现了明代精湛的工笔绘画水平和书法水平，不仅展示了中国药用本草的丰富多样，还能让我们看到这些植物的古代面貌，兼具美学和生活趣味、艺术和科普价值。

《食物本草》是明代食药养生的集大成者，也是我国现存内容最丰富、最全面的食药疗法专著。全书共有近400种本草，分为水、谷、菜、果、禽、兽、鱼、味八类，至今仍是中医食疗类著作的经典代表。本书精选其中168种生活中最常见的食材，按照二十四节气的顺序编排，让您了解其别名、功效，什么情况下吃，什么时候吃，该怎么吃等。读完它，就像带着我们经历了一场复古而优雅的本草之旅。

现代人眼中的各种中草药，却是古人庭院中的四季风景，饭桌上的三餐饮食，生活里的情感寄托。它们不仅是散发着淡淡草药香的中药材，更是我们身边热烈而浓郁的草木花果。四季循环往复，本草生长收藏，有些食材流传了千年，至今仍出现在我们的生活中。

本草无声，融入我们每一日淡淡的生活里，希望我们在本草的滋养下，获得每日健康生活的小确幸，感受生生不息、周而复始之美。

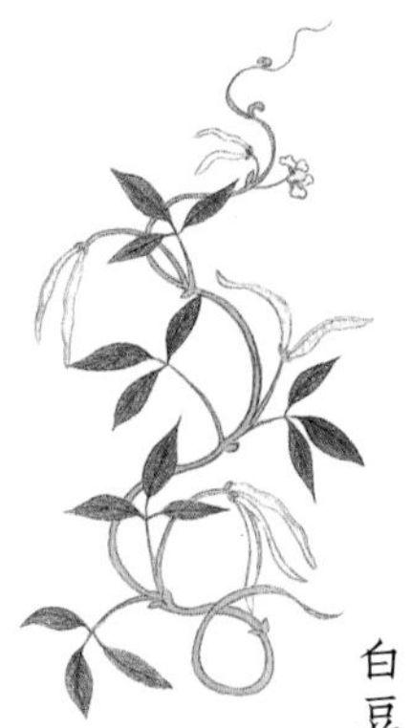

白豆

春

目录 ◦ contents

夏

目录 ○ contents

秋

目录 ◦ contents

立秋

处暑

白露

秋分

寒露

霜降

冬

目录 ○ contents

立冬

小雪

大雪

冬至

小寒

大寒

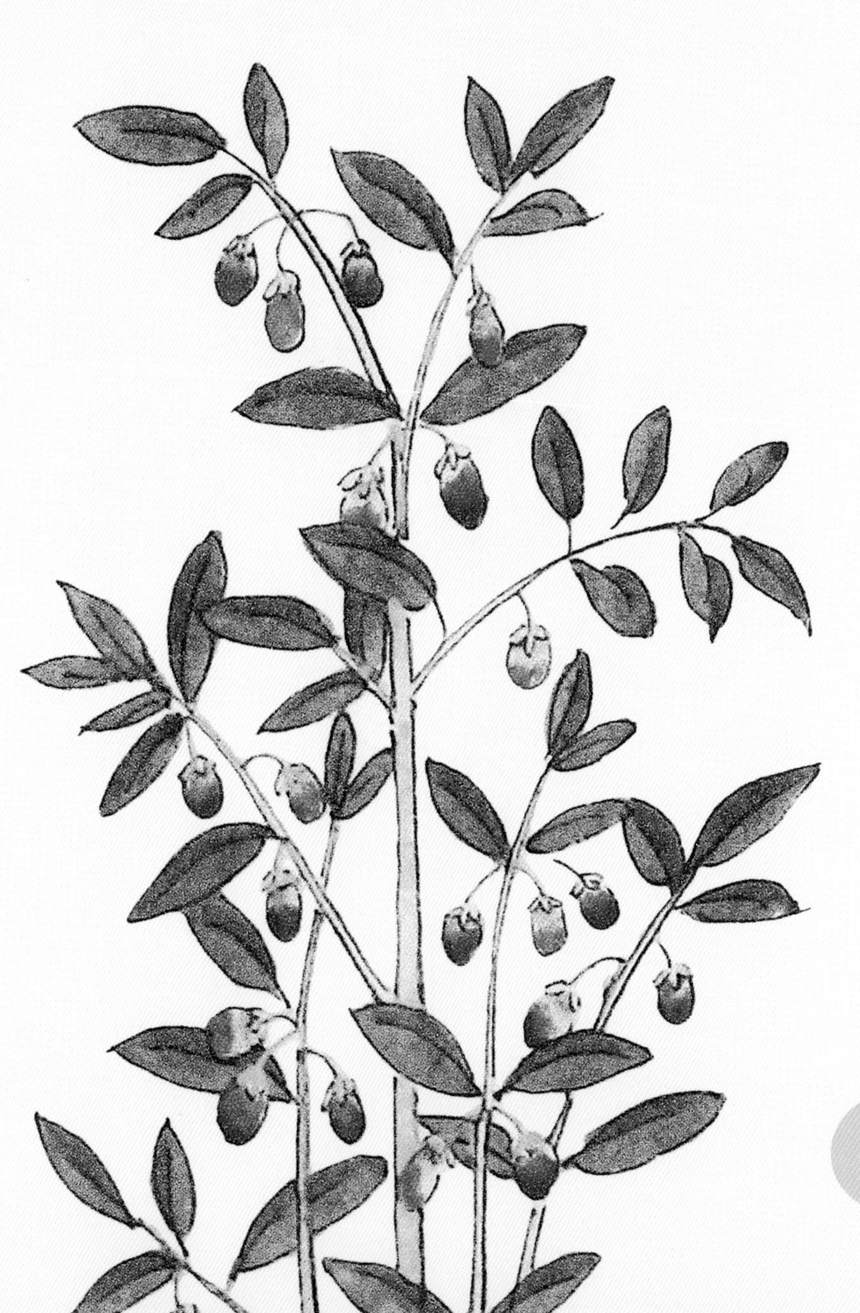

立春

一候东风解冻。二候蛰虫始振。三候鱼陟负冰

春

薤

立春。菜类

薤又叫小根蒜，是藠头和苦藠的统称。

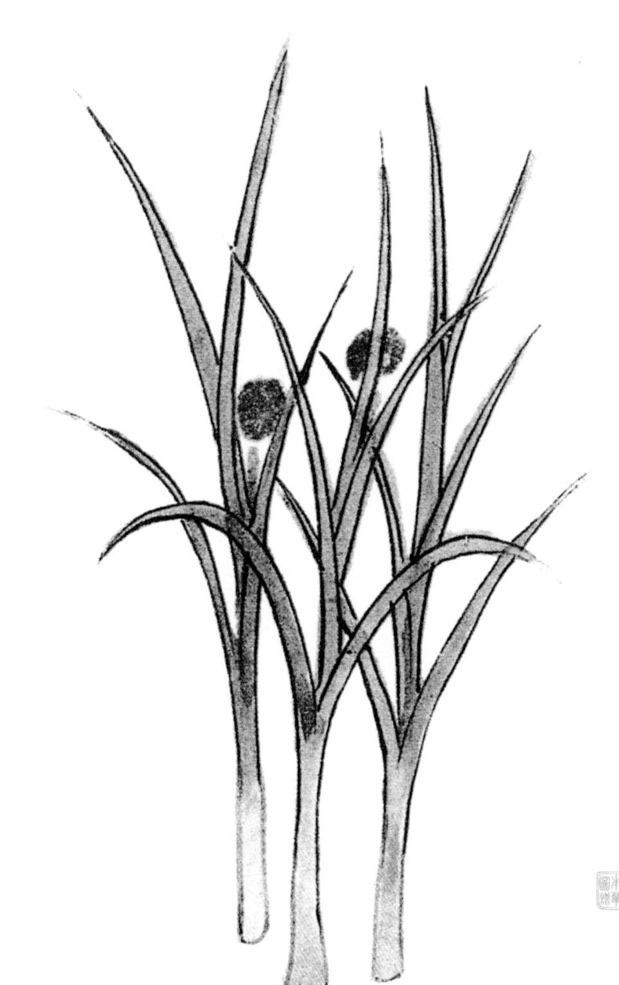

蒸梨常共灶，
浇薤亦同渠。

——《题邻居》

立春

健脾开胃的小根蒜

解 薤又叫小根蒜，是藠头和苦藠的统称。我国殷商时期就有种植和食用薤的习惯，距今有四千年的历史。薤的产量少，营养丰富，经常食用有增进食欲、健脾开胃、散瘀止痛等功效，食用价值高，有『菜中灵芝』的美誉。

「原典」

薤味辛苦氣温入手陽明經無毒主金瘡瘡敗輕身不饑耐老宜心歸骨菜芝也除寒熱去水氣温中散結痢病人止久痢冷洩赤白帶通神安䰟魄益氣續筋骨解毒骨鯁食之即下

薤，味辛、苦，气温，入手阳明经，无毒。主金疮、疮败，轻身不饥，耐老，宜心，归骨，菜芝也。除寒热，去水气，温中散结，利病人，止久痢、冷泄、赤白带，通神，安魂魄，益气，续筋骨，解毒。骨鲠食之即下。

葱

立春。菜类

莫以鱼肉贱，弃捐葱与薤。

——《塘上行》

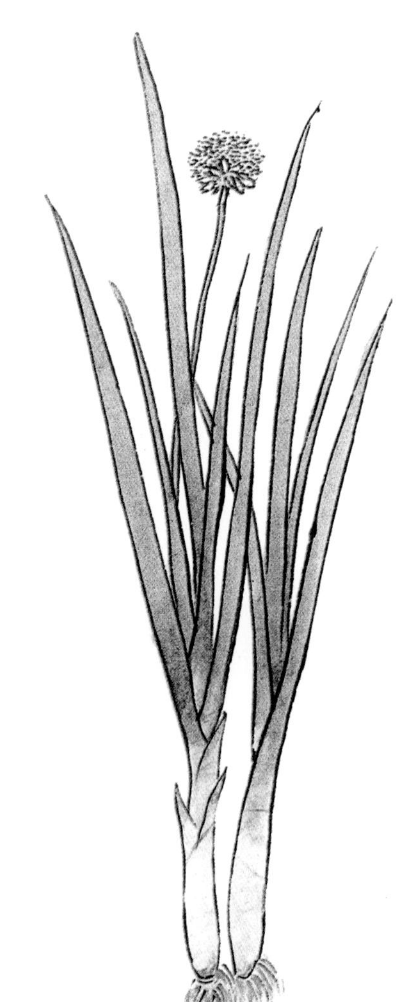

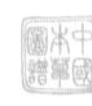

立春

厨房里的必备之物

解 葱是日常厨房里的必备之物。北方人生吃大葱，或用于煎炒烹炸；南方多用小葱，一般生食或凉拌。葱中含有大蒜素，有抵御细菌、病毒的作用。

「原典」

蔥葉温白與鬚平味辛無毒主明目補中不足其莖白入手太陰經足陽明經可作湯主傷寒寒熱中風面目腫骨肉疼喉痺不通安胎歸目除肝邪利五臟益瞳精殺百藥毒通大小腸

葱，叶温，白与须平，味辛，无毒。主明目，补中不足。其茎白，入手太阴经、足阳明经。可作汤。主伤寒、寒热、中风、面目肿、骨肉疼、喉痹不通。安胎，归目，除肝邪，利五脏，益瞳精，杀百药毒，通大小肠。

胡荽

立春。菜类

胡荽也叫香菜、芫荽、香荽等。

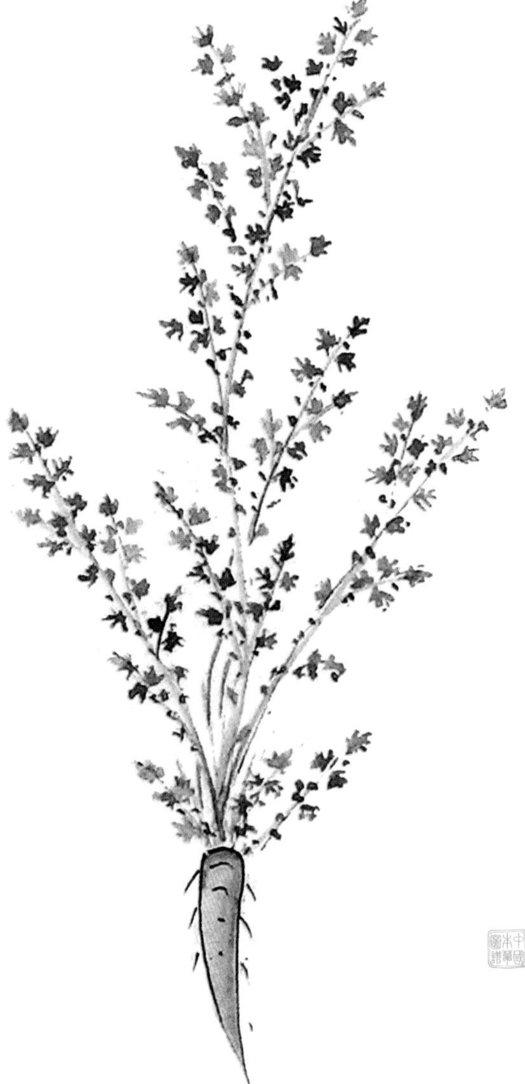

哇哇姜芋葵荽蓼，
物物蕃滋辅主人。

——《春日郊外》

立春

祛除肉类腥膻的香菜

解

胡荽也叫香菜、芫荽、香荽等。香菜含有丰富的维生素和矿物质，还有很多挥发油，闻起来有一种特殊的香味，这种香味能开胃健脾。在吃羊肉、牛肉类的菜时经常会看到里面有香菜，这是为了起到祛除腥膻的作用。

「原典」

胡荽味辛氣温微毒主消穀治五臟補不足利大小腸通小腹氣通心竅拔四肢熱止頭痛久食損人精神令人多忘發腋臭口臭脚氣金瘡久病人食之脚弱

胡荽[suī]，味辛，气温，微毒。主消谷，治五脏，补不足，利大小肠，通小腹气，通心窍，拔四肢热，止头痛。久食损人精神，令人多忘，发腋臭、口臭、脚气、金疮。久病人食之脚弱。

菠薐菜

立春。菜类

菠菱菜也叫菠菜。

菠薐铁甲几戟唇，
老苋绯裳公染口。

——《菜食》

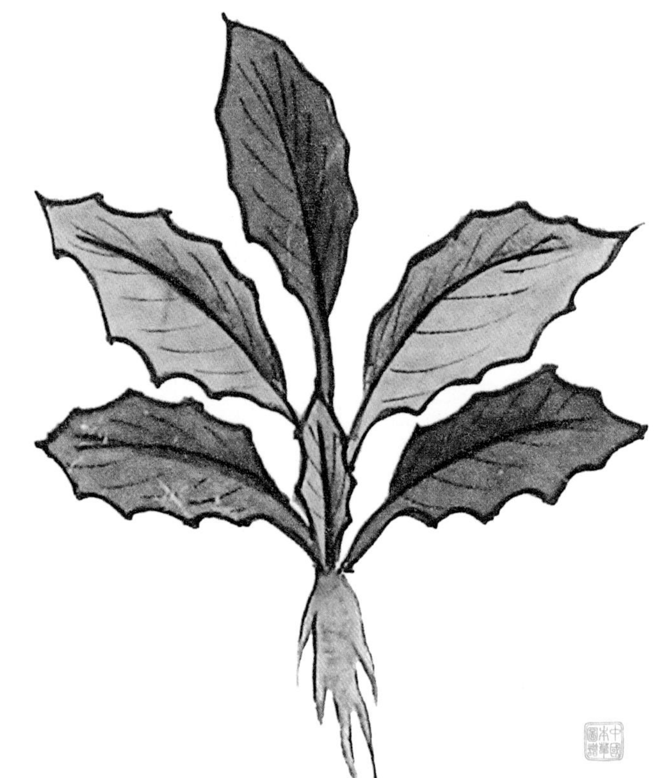

立春

不太适合南方人吃的蔬菜

解 菠薐菜也叫菠菜，性冷，微毒。可以利五脏，解酒毒，通肠胃热。北方人吃面食、肉食比较多，适合吃菠菜。南方人吃米、鱼、龟等性寒的东西比较多，不太适合吃菠菜。

「原典」

菠薐菜冷微毒利五臓通腸胃熱解酒毒北人多食肉麪食此則平南人多食魚鱉水米食此則冷不可多食冷大小腸發腰痛令人脚弱不能行一云服丹石人食之佳劉禹錫佳話録云此菜来自西域頗稜國誤呼菠薐

菠薐[léng]菜，冷，微毒。利五脏，通肠胃热，解酒毒。北人多食肉、面，食此则平。南人多食鱼、鳖、水米，食此则冷，不可多食。冷大小肠，发腰痛，令人脚弱不能行。一云：服丹石人食之佳。刘禹锡《佳话录》云：此菜来自西域颇稜国，误呼菠薐。

枸杞

立春。菜类

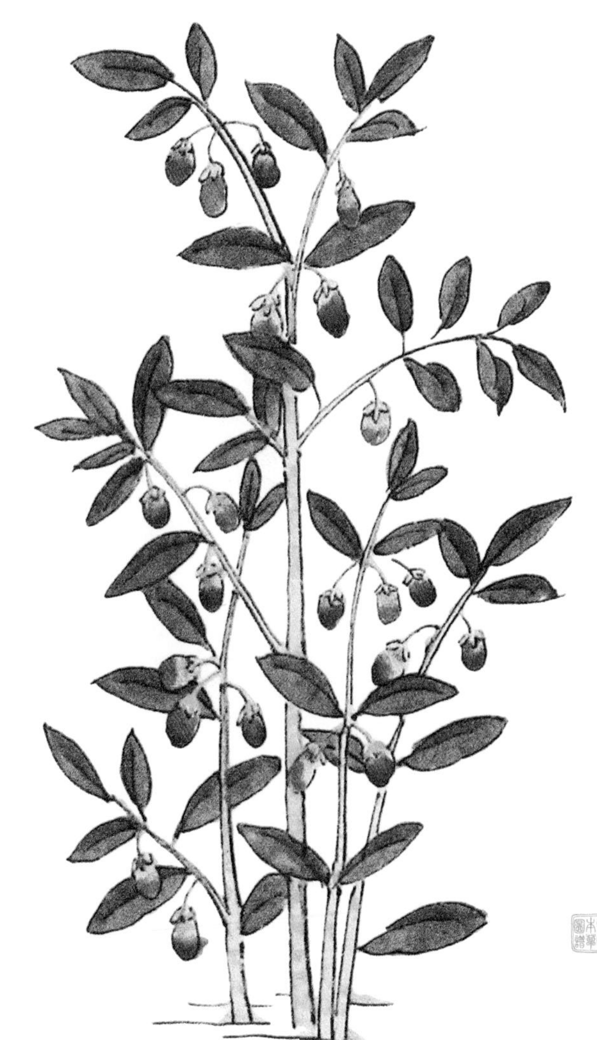

枸杞因吾有，
鸡栖奈汝何。

——《恶树》

立春

保肝抗衰老的果实

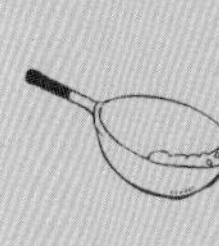

解 枸杞能降血糖、降血脂，延缓衰老，抗氧化，提高免疫力，保护记忆力，保肝等，功效非常多，而且营养丰富。用枸杞煲汤、泡酒、泡茶是民间的传统。

「原典」

枸杞味苦寒根大寒子微寒無毒無刺者是其莖葉補氣益精除風明目堅筋骨補勞傷強陰道久食令人長壽根名地骨寇宗奭曰枸杞當用根皮枸杞子當用其紅實

枸杞，味苦，寒，根大寒，子微寒，无毒。无刺者是。其茎叶补气益精，除风明目，坚筋骨，补劳伤，强阴道，久食令人长寿。根，名地骨，寇宗奭曰：『枸杞当用根皮，枸杞子当用其红实。』

山药

立春。菜类

若蒙西山药，
颓龄倘能度。

——《宿东园诗》

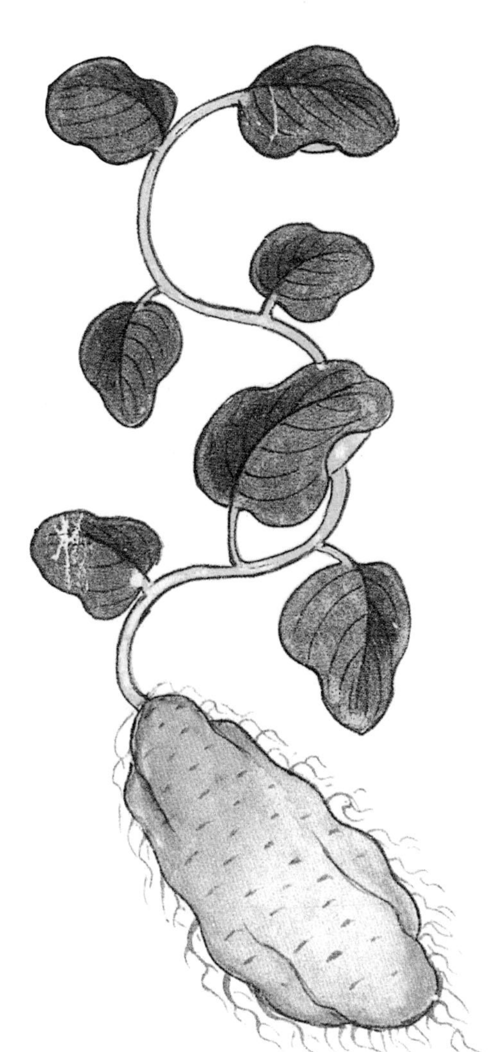

立春

健脾胃的食材

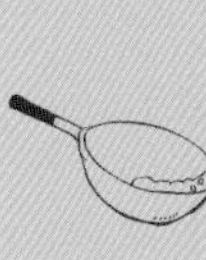

解 山药含有淀粉酶、多酚氧化酶等物质，能健脾益胃，帮助消化。山药还有很多营养素、黏液蛋白、维生素等，能预防心血管病。山药里含有一定的毒素，所以不能生吃。

「原典」

山藥味溫平無毒主傷風補虛羸除寒熱邪氣補中益氣力長肌肉又云主頭面遊風頭風眼眩下氣止腰痛補勞瘦克五臟除煩熱強陰久服耳目聰明輕身不饑延年生山中者良

山药，味温，平，无毒。主伤风，补虚羸，除寒热邪气，补中益气力，长肌肉。又云：『主头面游风，头风眼眩，下气，止腰痛，补劳瘦，克五脏，除烦热，强阴。久服耳目聪明，轻身不饥，延年。生山中者良。』

热汤

立春。水类

热汤其实就是我们平时说的白开水。

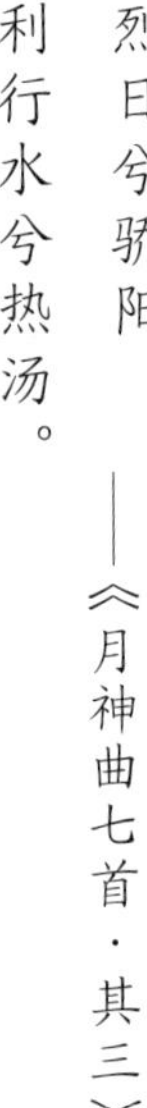

烈日兮骄阳，
利行水兮热汤。

——《月神曲七首·其三》

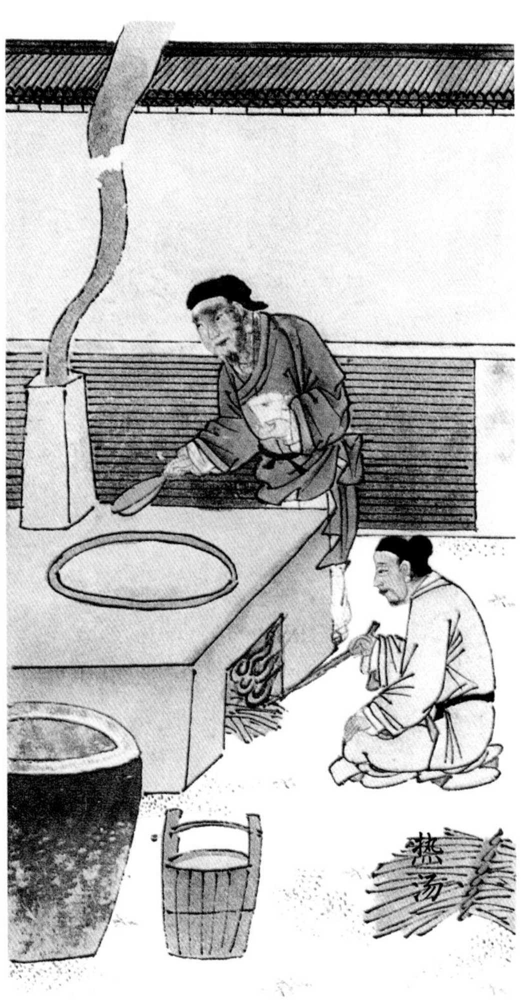

立春

助阳气，行经络

解 热汤其实就是我们平时说的白开水，也叫百沸汤。在伤寒、伤风、伤食、伤酒的初期，多喝一些白开水就能缓解。

「原典」

熱湯須百沸過若半沸者食之病脹患霍亂手足轉筋者以銅瓦器盛湯熨臍效

热汤，须百沸过，若半沸者，食之病胀，患霍乱、手足转筋者，以铜瓦器盛汤熨脐效。

雨水

一候獭祭鱼。二候鸿雁来。三候草木萌

春

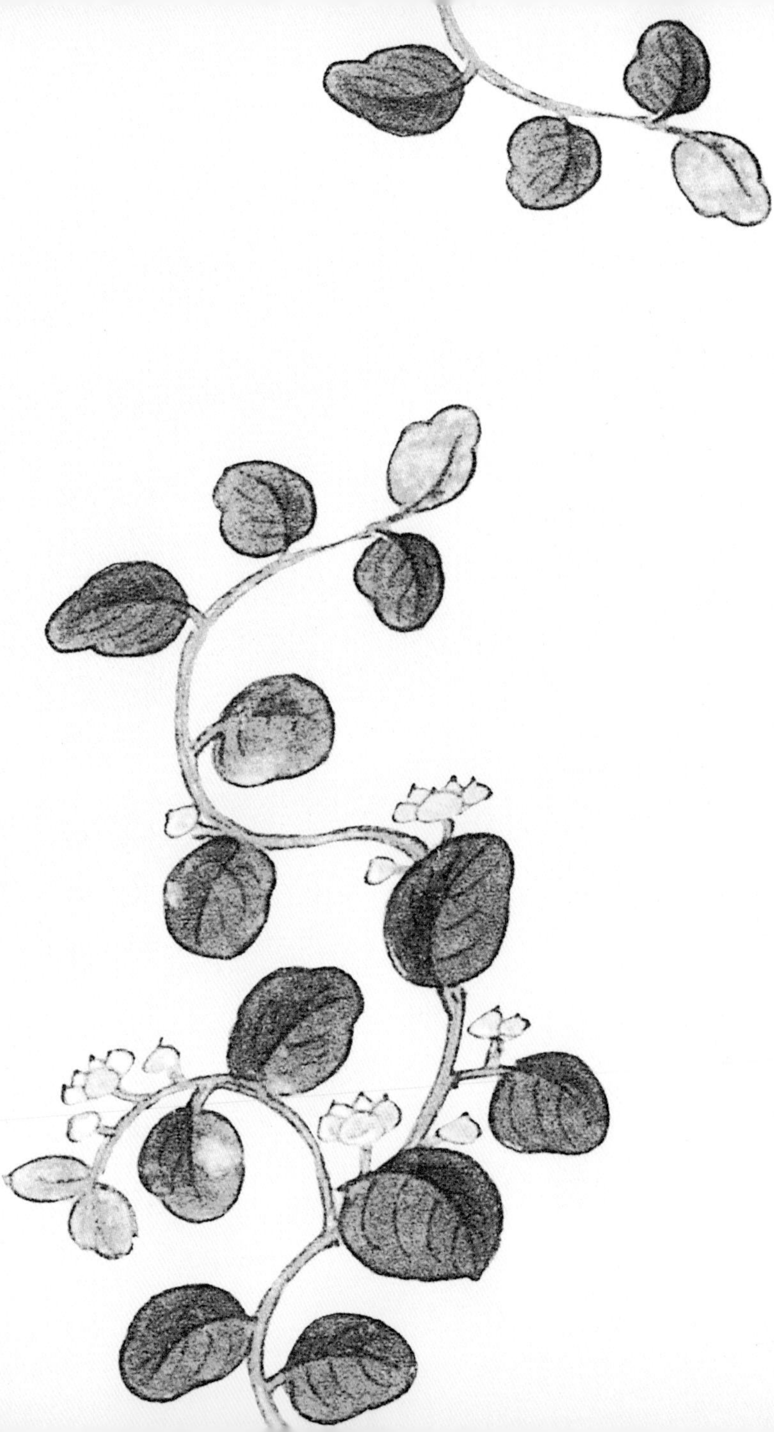

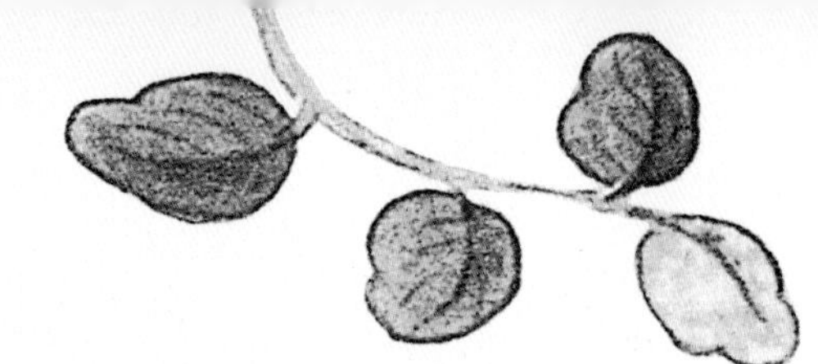

韭菜味辛微酸温無毒歸心安和五臟六腑除胸中熱下氣令人能食利病人可久食又云益陽止洩尿血暖腰膝除胸腹冷痛痃癖

韭菜

。菜类

壮阳草

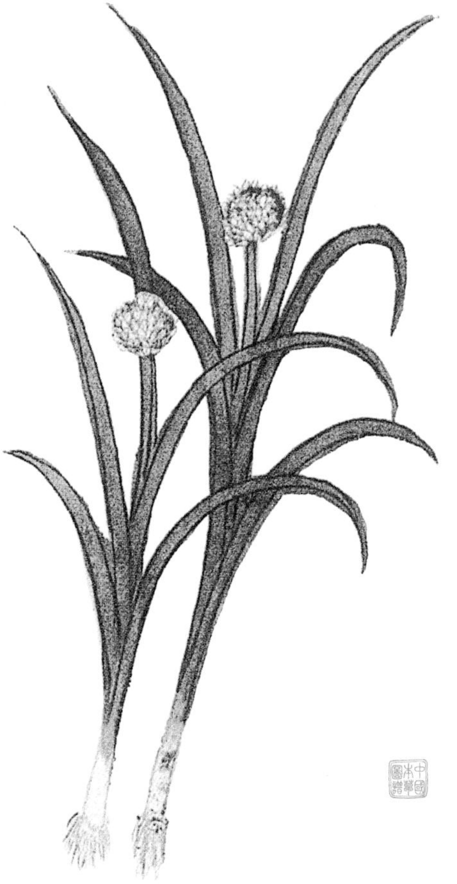

解

韭菜又叫壮阳草，它有温补肾阳的作用。它含有特殊的辛香气味，可以疏肝理气，增进食欲，活血化瘀，很适合初春的时候吃。消化不良或肠胃功能弱的人吃韭菜容易胃灼热，不宜多吃。

粳米

雨水。谷类

粳米就是我们常吃的大米。

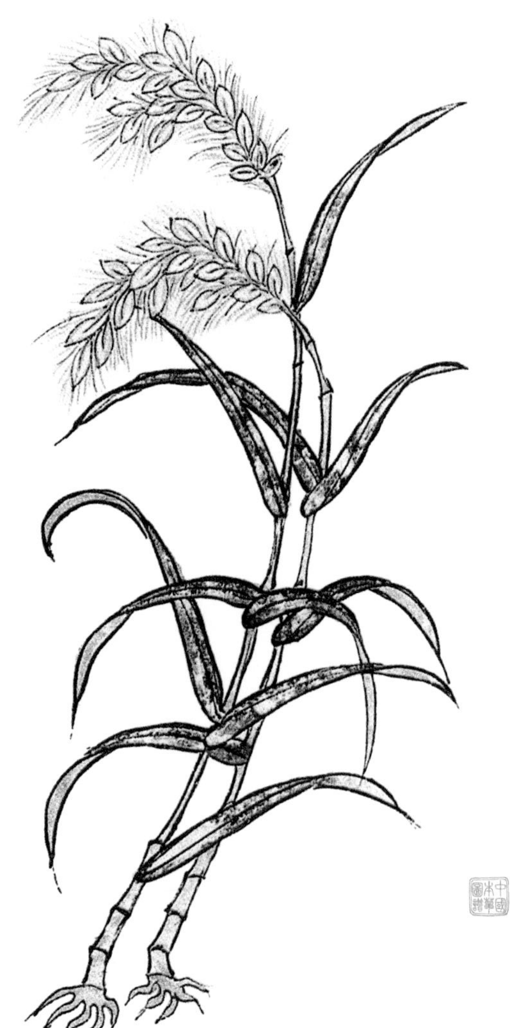

子鹅京口远，粳米会稽赊。

——《旅梦》

雨水

日常食用的大米，是最补人的食物

解 粳米就是我们常吃的大米，一般是早、中、晚三次收割，以晚收的白粳米最好。粳米含有人体所需的蛋白质、氨基酸、脂肪等多种营养成分。粳米的升糖指数比较高，糖尿病患者不要多吃。

「原典」

粳米味甘苦平無毒主益氣止煩止洩痢壯筋骨通血脉和五臟補益胃氣其功莫及小兒初生煑粥汁如乳量與食開胃助穀神甚佳合芡實煑粥食之益精強志耳目聰明新者乍食亦少動風氣陳者更下氣

粳米，味甘、苦，平，无毒。主益气，止烦，止泄痢，壮筋骨，通血脉，和五脏，补益胃气。其功莫及小儿初生煮粥汁，如乳量与食，开胃，助谷神甚佳，合芡实煮粥食之，益精，强志，耳目聪明。新者乍食，亦少动风气，陈者更下气。

芥菜

雨水。菜类

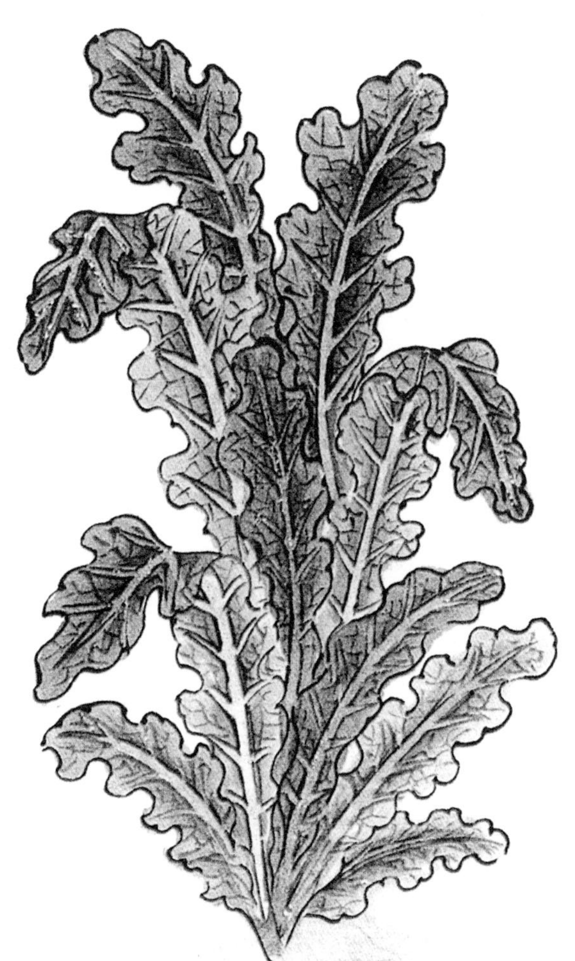

茯苓已向山僧乞，芥菜多从春市来。

——《同镜师作》

让人耳聪目明的蔬菜

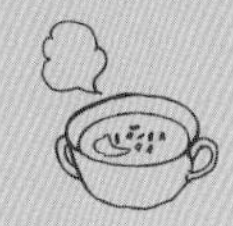

解 芥菜能增加大脑的含氧量，有提神醒脑、解除疲劳的作用。它还能促进伤口愈合，可用来辅助调理一些感染性疾病。菜市场里有芥菜做的腌菜，能增进食欲，帮助消化，防止便秘。

「原典」

芥菜味辛氣温無毒歸鼻除腎邪利九竅明耳目安中除邪氣止咳嗽冷氣去頭面風多食動風氣發丹石不可同兎肉食生惡瘡同鯽魚食發水腫子主傅射工及疰氣疝氣發汗胸膈痰冷面黄又和藥為膏治骨節痛

芥菜，味辛，气温，无毒。归鼻，除肾邪，利九窍，明耳目，安中，除邪气，止咳嗽冷气，去头面风。多食动风气，发丹石。不可同兔肉食，生恶疮，同鲫鱼食，发水肿。子，主敷射工及疰气、疝气，发汗，胸膈痰冷，面黄。又和药为膏，治骨节痛。

芋

雨水。菜类

瓜瓞蔓长苞，
姜芋纷广畦。
——《在怀县作诗二首·其一》

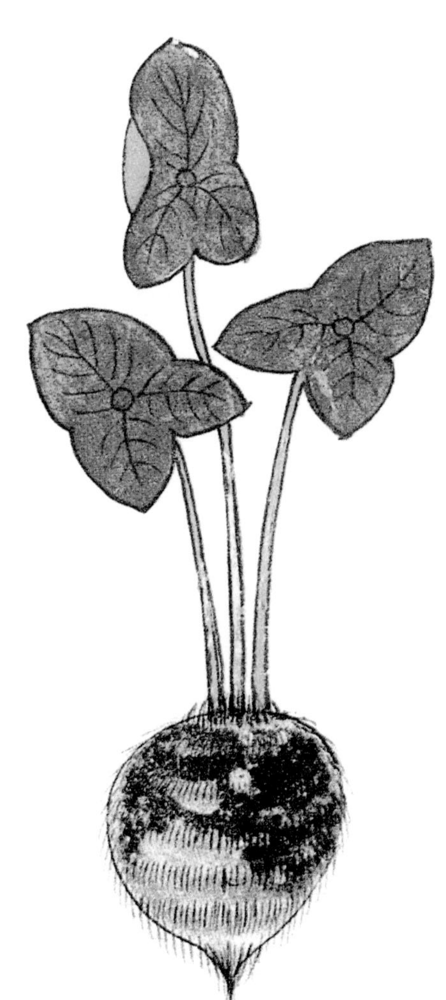

雨水

既是蔬菜，也是粮食

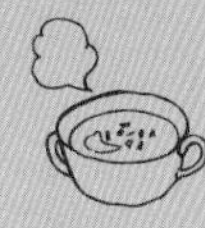

解　芋的营养丰富，可以制成粉延长保存，既可以当蔬菜，也可以当粮食。芋的营养价值高，能解毒，还有美容养颜、乌黑头发的作用。

「原典」

芋一名土芝一名蹲鴟味平水田宜種之莖可作羮臛及菹又云愈蜂螫其頭大者為魁小者為子荒年可以度饑小兒食之滞胃氣有風疾者忌食之

芋，一名土芝，一名蹲鸱。味平。水田宜种之。茎可作羹臛及菹。又云，愈蜂螫。其头大者为魁，小者为子，荒年可以度饥。小儿食之滞胃气，有风疾者忌食之。

笋

雨水。菜类

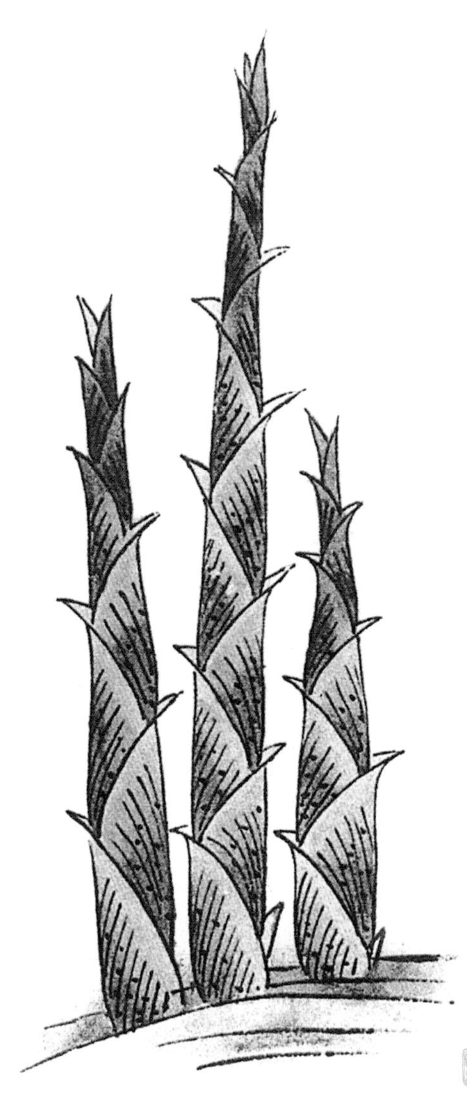

其蔌维何，
维笋及蒲。

——《诗经·大雅·韩奕》

雨水

多纤维的减肥佳品

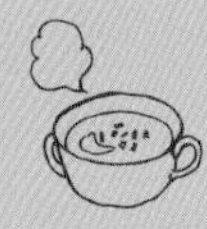

解 笋可以通利水道，除去烦热。笋有很多品种，苦笋、甜苦笋、淡笋、箭笋、青笋、猫笋、冬笋等。笋低脂肪、低糖、多纤维，能促进肠道蠕动，帮助消化，而且它的淀粉含量很少，是天然的减肥佳品。

「原典」

筍味甘微寒無毒主消渴利水道下氣除煩熱理風熱脚氣多食動氣發冷氣冷癥蒸煑彌熟彌佳苦筍味苦寒治不睡去面目并舌上黄利九竅消渴明目觧酒毒不發痰除煩熱出汗治中風失音

筍（笋），味甘，微寒，无毒。主消渴，利水道，下气，除烦热，理风热脚气。多食动气，发冷气、冷癥。蒸煮弥熟弥佳。苦笋，味苦，寒。治不睡，去面目并舌上黄，利九窍消渴，明目，解酒毒，不发痰，除烦热出汗，治中风、失音。

豆腐

雨水。菜类

头子光光脚似丁，祇宜豆腐与波棱。

——《食丁蕈戏作》

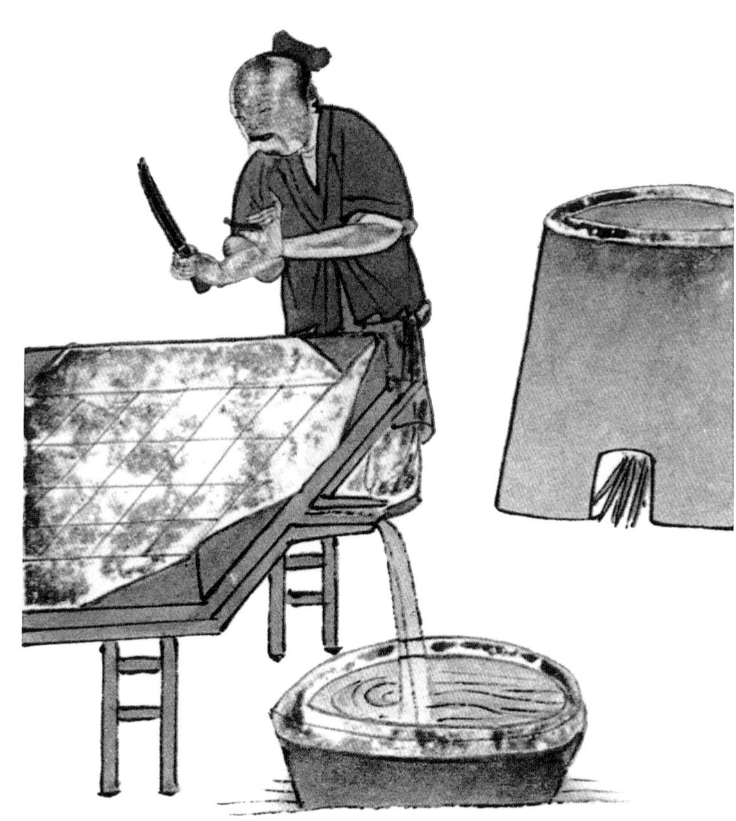

雨水

强身健体的健康食品

解 豆腐是一种对人类健康非常有帮助的食品，经常吃能改善人体的脂肪结构，预防并抵制癌症、骨质疏松、糖尿病、动脉硬化等，还能提高人的记忆力，帮助人们集中注意力。

「原典」

豆腐性冷而動氣一云有毒發腎氣頭風發瘡疥杏仁可解又蘿蔔同食亦解其毒

豆腐，性冷而动气。一云，有毒，发肾气，头风，发疮疥，杏仁可解。又萝卜同食，亦解其毒。

繁缕

雨水。菜类

重如鳃贯柳，
繁缕纷难擘。

——《自怡园藤花》

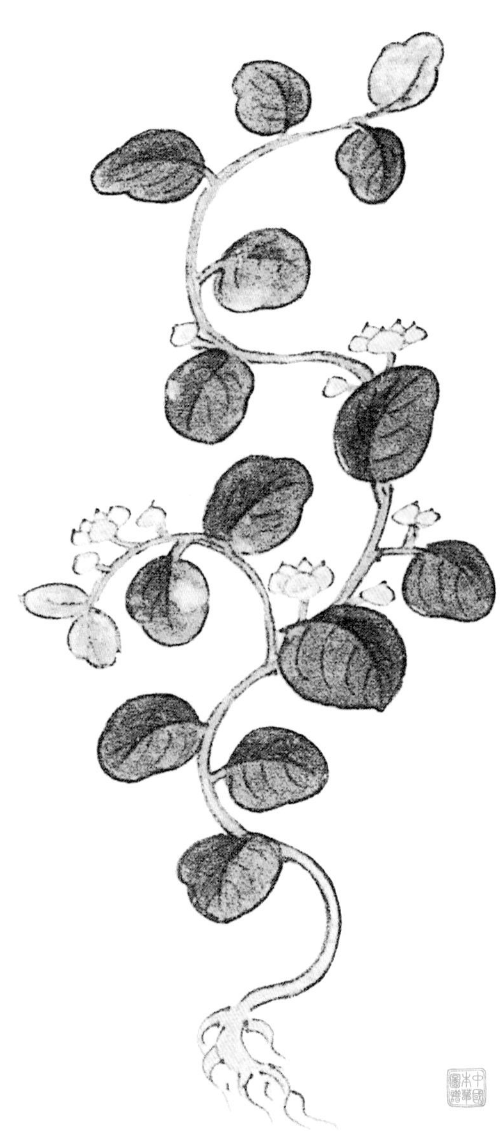

雨水

纯天然牙膏

解 繁缕可以清热解毒，活血消肿，经常用来调理月经不调、跌打损伤等。繁缕的嫩尖可食用，炒、凉拌、煮汤都很鲜美。将繁缕烧成灰或者研成末用来擦牙齿，可以使牙齿干净、洁白。

「原典」

蘩蔞味酸氣平無毒主積年惡瘡不愈有神效又主破血宜產婦口齒方燒灰或作末揩齒宜露治淋取滿兩手以水煑服此菜生田野中人取以作羮或生食之或煑食益人即鷄腸草也

繁缕，味酸，气平，无毒。主积年恶疮不愈，有神效。又主破血，宜产妇口齿，方烧灰或作末揩齿宜露。治淋，取满两手以水煮服。此菜生田野中，人取以作羹，或生食之，或煮食，益人，即鸡肠草也。

惊蛰

一候桃始华。二候仓庚（黄鹂）鸣。三候鹰化为鸠

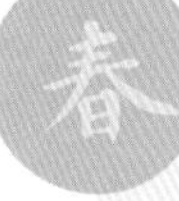

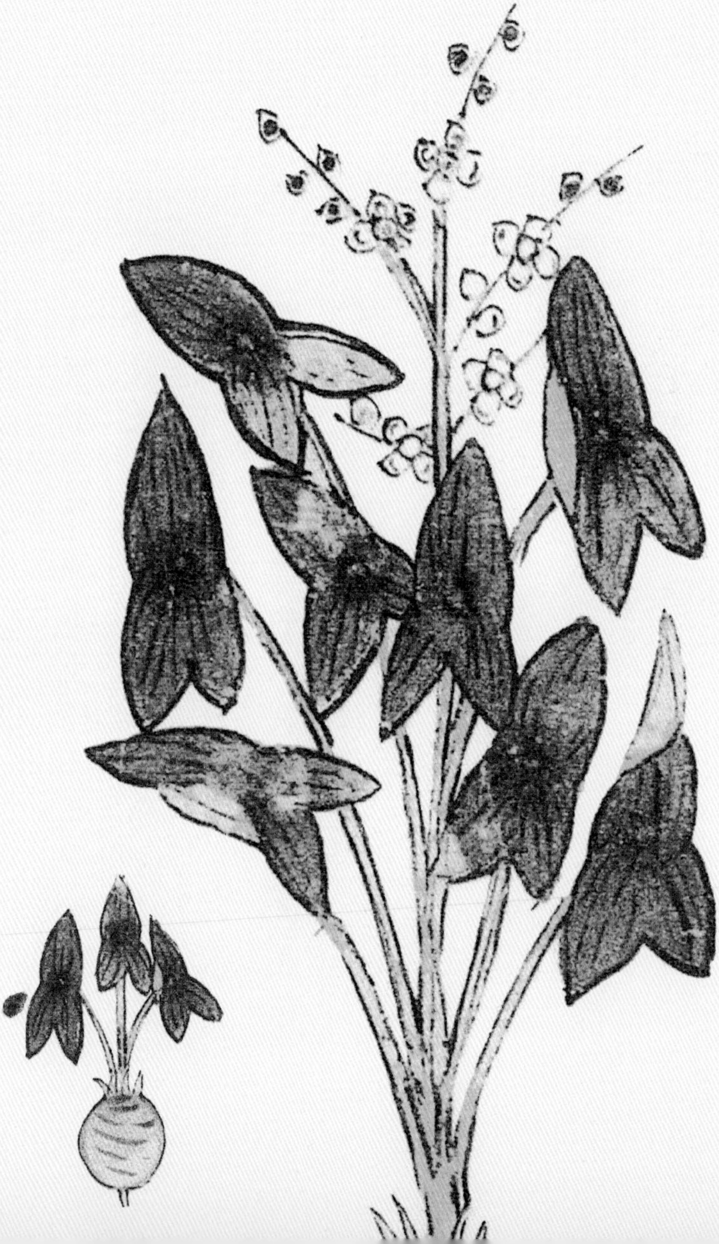

白花菜味甘氣臭性寒生食苦淹以為葅動風氣下氣滯臟腑多食令人胃悶滿傷脾一種黄花菜同此類

白花菜

菜类 血管清洗剂

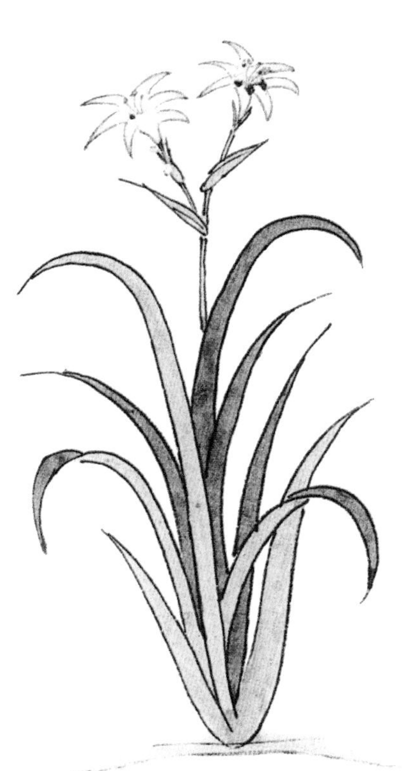

解

白花菜味美甘甜，营养丰富，富含氨基酸、蛋白质和维生素。其中氨基酸、磷、铁、钙的含量比一般蔬菜高好几倍。具有降低胆固醇，软化血管，降血压，抗衰老等作用。

面筋

惊蛰。谷类

洗面淘筋，还是竞贪淫。人无远虑，必有祸胎深。

——《乌夜啼 戒洗面》

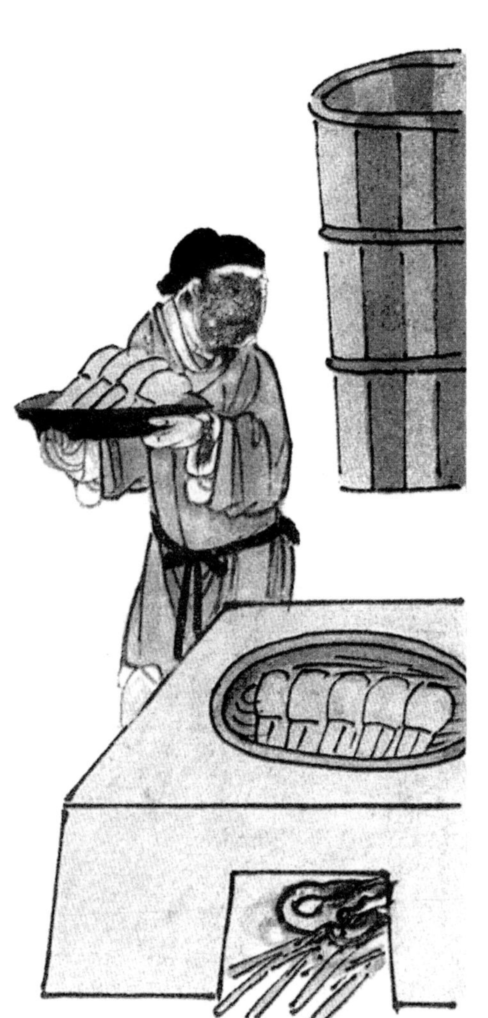

用面洗出来的食物

解　将麦麸洗去皮就是面筋，这是一种植物性蛋白质。我国以无锡的油面筋最为有名。另外，面筋也是烧烤摊里的常见食材。

「原典」

麪筋以麸洗去皮爲之性與麪仍相類且難化丹溪日麪熱而麸凉若用麦以代穀須晒令燥以少水潤之舂去外皮煑以爲飯食之庶無麪熱之患

面筋，以麸洗去皮为之性，与面仍相类，且难化。丹溪曰：『面热而麸凉，若用麦以代谷，须晒令燥。以少水润之，舂去外皮，煮以为饭，食之，庶无面热之患。』

蕺菜

惊蛰。菜类

蕺菜也叫鱼腥草。

万事皆天意，
绿草头蕺蕺。

——《春野作五首·其三》

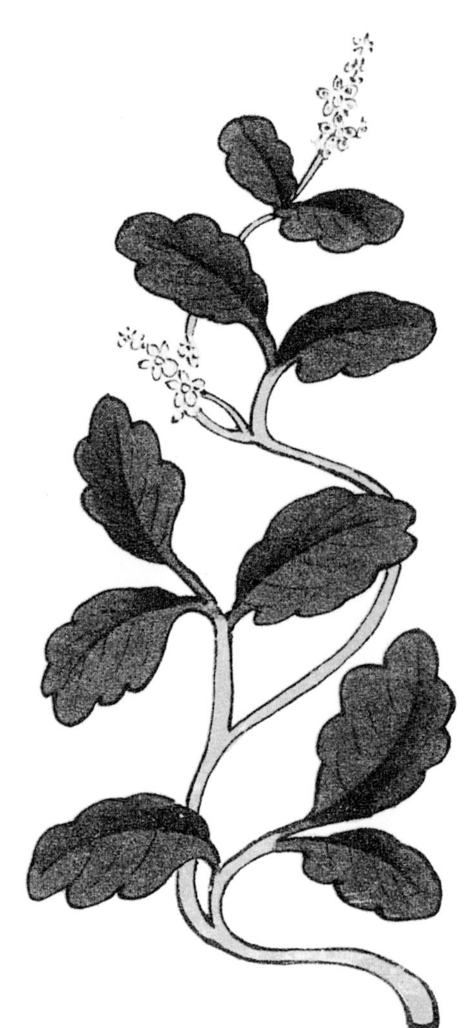

惊蛰

天然消炎药

解

蕺菜也叫鱼腥草，对流感、肺炎有明显的抑制作用。蕺菜还是天然的消炎药，对三焦的炎症都能消。蕺菜凉拌、炖汤都可以。它的根叫折耳根，是南方人经常吃的一种菜。

「原典」

蕺菜味辛微溫主蠷螋溺瘡多食令人氣喘

蕺菜，味辛，微温。主蠼螋溺疮。多食令人气喘。

茨菰

惊蛰。果类

茨菰也叫剪刀草、燕尾草。

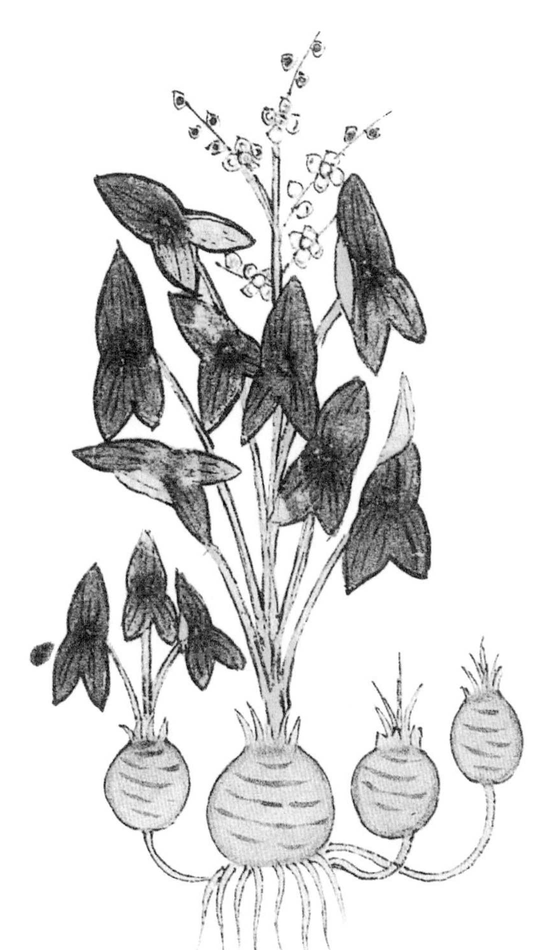

三尺清池窗外开，
茨菰叶底戏鱼回。

——《盆池》

惊蛰

营养丰富的水生植物

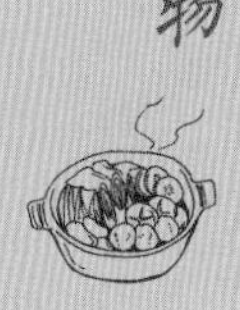

解 茨菰也叫剪刀草、燕尾草，是一种水生植物，它的叶子像箭头，开白花，地下有球茎，可作蔬菜用，也可入药。不但营养丰富，还能够败火消炎，辅助治疗痨伤咳喘。

「原典」

茨菰味甘主百毒產後血悶攻心欲死產難胎衣不出擣汁服之愈多食令人患脚氣癱緩風損齒令人失顏色皮肉乾燥卒食之令人嘔水

茨菰，味甘。主百毒。产后血闷，攻心欲死，产难，胎衣不出，捣汁服之愈。多食令人患脚气，瘫缓风，损齿，令人失颜色，皮肉干燥。卒食之，令人呕水。

东风菜

惊蛰。菜类

篱边尚发东风菜，
一任空原野火焚。

——《开平王孙种菜歌》

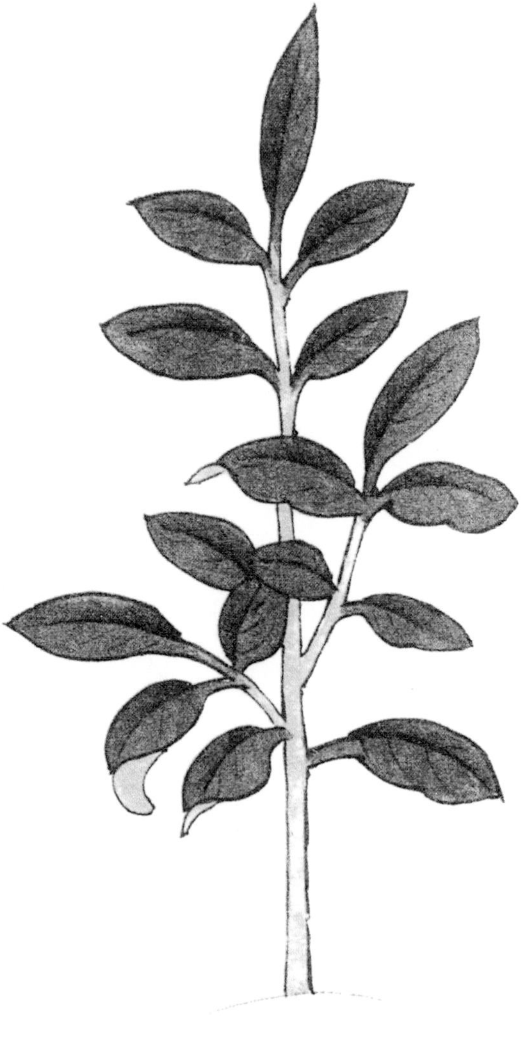

惊蛰

可以解蛇毒的菜

解 东风菜长在水泽地，叶子跟杏叶相似，富含胡萝卜素和维生素，具有解热镇痛，促进血液循环的作用。民间常用来调理跌打损伤、毒蛇咬伤，内服、外敷效果都很好。

「原典」

東風菜味甘寒無毒主風毒壅熱頭痛目眩肝熱眼赤入羹臛煑食甚美此菜生平澤莖高二三尺葉佀杏葉而長極厚軟上有細毛先春而生故有東風之號

东风菜，味甘，寒，无毒。主风毒壅热，头痛目眩，肝热眼赤。入羹臛煮食甚美。此菜生平泽，茎高二三尺，叶似杏叶而长，极厚软，上有细毛，先春而生，故有东风之号。

藻

惊蛰。菜类

于以采藻，
于彼行潦。

——《诗经·国风·采苹》

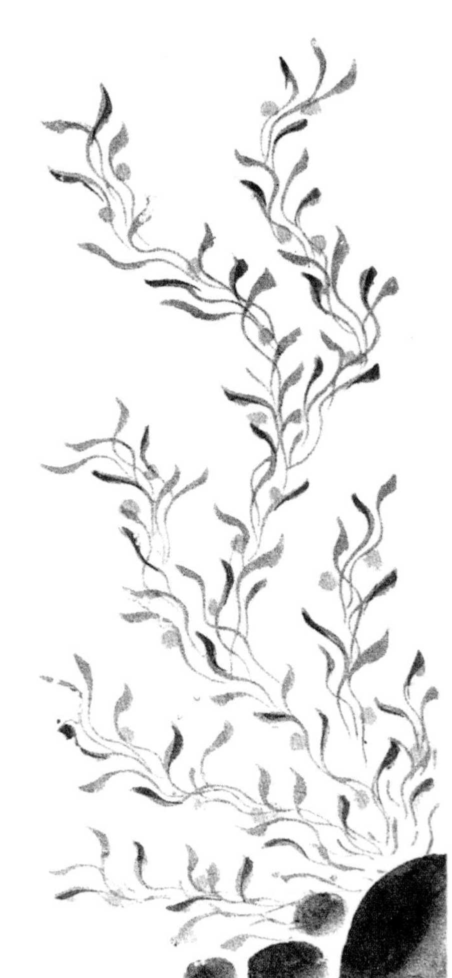

海上之蔬

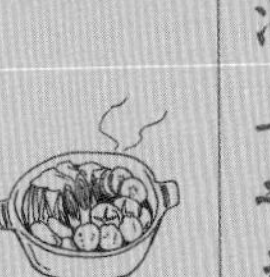

解　藻中很重要的一种就是海带，有『长寿菜』『海上之蔬』『含碘冠军』等美誉，是营养价值很高的蔬菜。在日本，海带磨成粉后被称为海带茶，是一种表示喜庆的高贵食品。

「原典」

藻有二種皆可食熟挼去腥氣米麪糝蒸為茹甚佳美饑年以充食一種海藻味苦寒鹹無毒主癭瘤氣頸下核破散結氣癰腫癥瘕堅氣腹中上下鳴下十二水腫療皮間積聚暴癀留氣熱結利小便一名海帶

藻有二种，皆可食。熟挼去腥气，米面糁蒸为茹，甚佳美，饥年以充食。一种海藻，味苦，寒，咸，无毒。主瘿瘤气，颈下核，破散结气，痈肿，癥瘕坚气，腹中上下鸣，下十二水肿，疗皮间积聚暴癀，留气热结，利小便，一名海带。

葛根

惊蛰。菜类

黄葛生烂漫，
谁能断葛根。

——《前溪歌七首·其七》

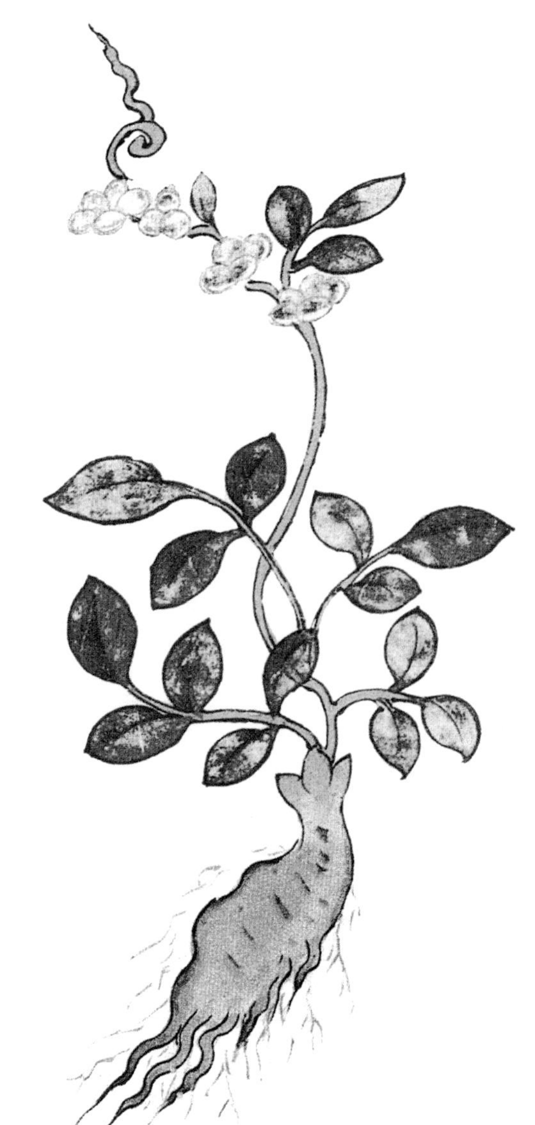

惊蛰

三高的克星

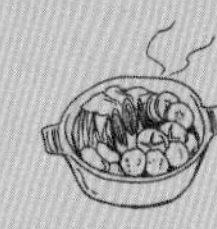

解 葛根可以改善微循环，调理心肌缺血、心律失常、高血压、高血脂、高血糖、动脉硬化等病症。葛根对于记忆障碍也有疗效，可以用于调理阿尔茨海默病、智力障碍等病症。

「原典」

葛根味甘寒無毒主癰腫惡瘡冬月取生者以水中揉出粉成桨煎沸湯擘塊下湯中良久色如膠其體甚韌以蜜湯中拌食之用薑屑尤佳治中熱酒渴病多食利小便亦能使人利切以茶食亦甘美又生者煨熟極補人

葛根，味甘，寒，无毒。主痈肿恶疮。冬月取生者，以水中揉出粉，成桨，煎沸汤，擘块下汤中，良久色如胶，其体甚韧，以蜜汤中拌食之，用姜屑尤佳。治中热酒渴病，多食利小便，亦能使人利，切以茶食亦甘美。又生者煨熟极补人。

春分

一候玄鸟至。二候雷乃发声。三候始电

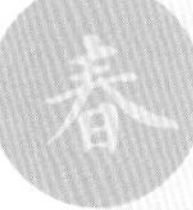

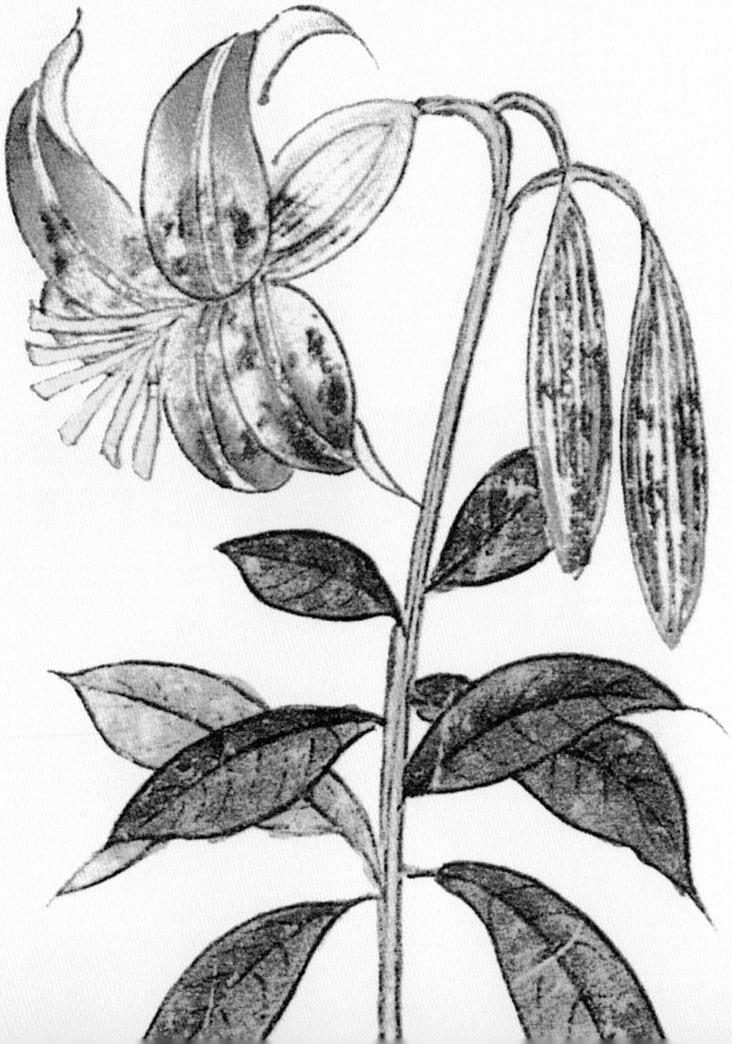

荠菜

。菜类　寒热通杀的护生草

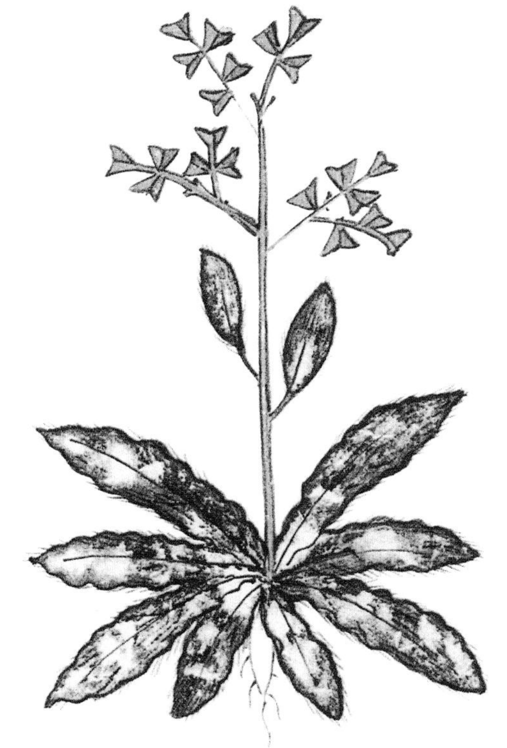

解

荠菜又名护生草，寒热通杀，非常平和。上海有名的菜肉馄饨里面就用的荠菜。

春分

薺菜味甘氣温無毒主利肝氣和中其實名菥蓂子主明目目暴赤痛去障瞖根汁點目中亦效燒灰治赤白痢

百合

春分。菜类

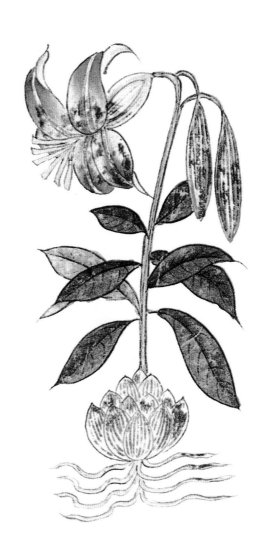

月映九微火，
风吹百合香。

——《七夕诗》

春分

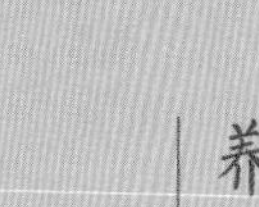

养心安神

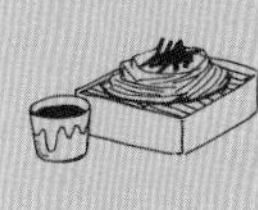

解 百合对人体的好处很多：营养滋补，养心安神，润肺止咳，多用于调理失眠多梦、心情抑郁等。百合含有多种生物碱，能提高人体免疫力，还能加快新陈代谢。常吃百合，能美容养颜。

「原典」

百合味甘平無毒主邪氣腹脹浮腫心痛乳難喉痺利大小便補中益氣止顛狂涕淚定心中殺蠱毒療癰腫產後血病蒸煮食之和肉更佳擣粉作麪食最益於人

百合，味甘，平，无毒。主邪气腹胀、浮肿、心痛、乳难、喉痹。利大小便，补中益气，止癫狂涕泪，定心中，杀蛊毒，疗痈肿、产后血病。蒸煮食之，和肉更佳。捣粉做面食，最益于人。

鸡肉

春分。禽类

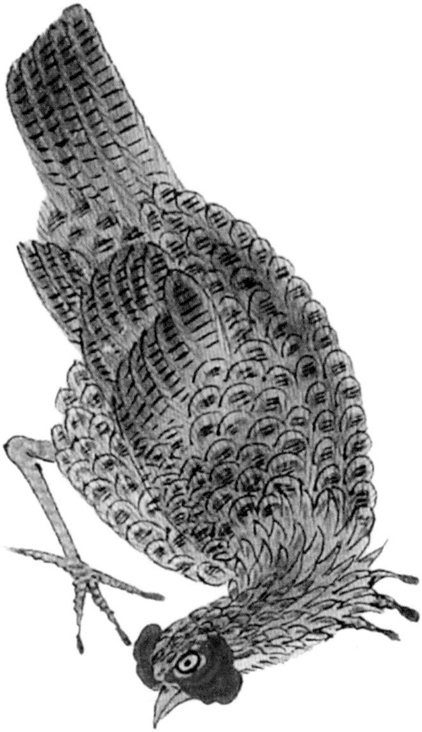

临当相别烹乳鸡。
今适富贵忘我为。

——《琴歌》

济世良药

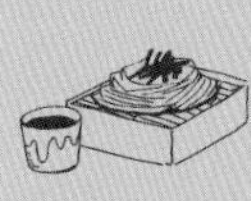

解 鸡是我国人民普遍饲养的家禽。鸡肉比其他禽类的肉质要细嫩很多，而且味道鲜美，营养丰富，有滋补养身的作用，在民间被称为『济世良药』。注意：鸡肉虽好，但有外感的时候不要吃。

「原典」

雞補虛羸甚要屬巽巽為風故有風病人食之無不發作丹雄鷄味甘氣微温無毒一云有小毒主女人崩中漏下赤、沃補虛温中止血通神

鸡，补虚羸甚要。属巽，巽为风，故有风病人食之无不发作。丹雄鸡，味甘，气微温，无毒。一云，有小毒。主女人崩中漏下，赤白沃，补虚温中，止血通神。

鹁鸽

春分。禽类

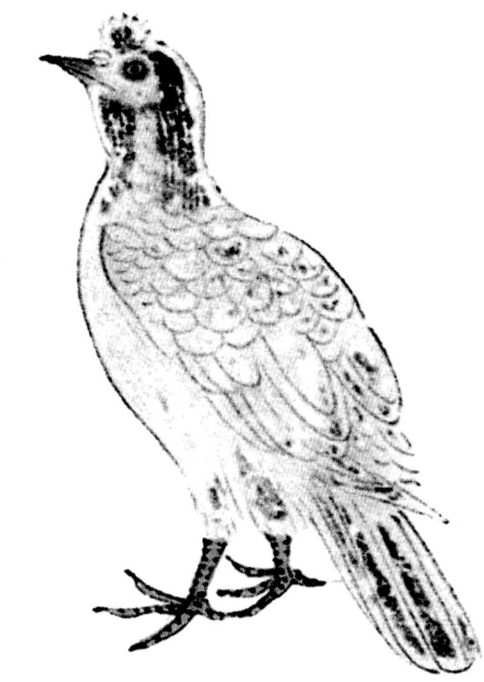

鹁鸽峪，鹁鸽飞。
书生画地谈兵机，
一身耻溃千重围。

——《鹁鸽峪》

春分

一鸽胜九鸡

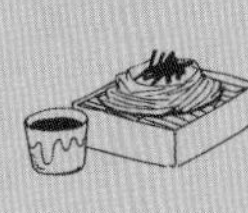

解 鹁鸽就是现在的鸽子，也叫白凤、家鸽。鸽子是一种高蛋白、低脂肪、肉嫩味美的禽类，鸽肉的营养价值极高，既是名贵的美味佳肴，又是滋补上品，民间有『一鸽胜九鸡』的说法。

「原典」

鵓鴿肉暖無毒調精益氣解一切藥毒食之益人若服藥人食之減藥力無效又治惡瘡疥癬風瘙白癩瀝瘍風炒酒服之白色者佳

鹁鸽，肉暖，无毒。调精益气，解一切药毒，食之益人。若服药人食之，减药力，无效。又治恶疮疥癣，风瘙白癞，疬疡风。炒，酒服之，白色者佳。

犍牛

春分。兽类

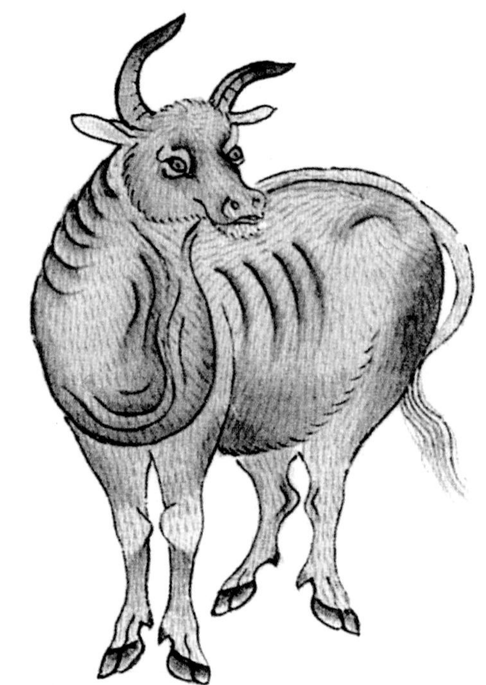

春田滑达警犍牛，处处枌杨似宛丘。

——《再过太原和前韵·其二》

春分

味道最美的肉类之一

解 犍牛肉结实柔细，是牛肉中肉质最好的一种。牛肉是我国第二大肉类食品，有『肉中骄子』的美称。牛肉中含有丰富的蛋白质、脂肪、碳水化合物、氨基酸和多种维生素，能帮人体补充气血，修复组织。

「原典」

犍牛黄者肉平一云温無毒一云微毒消水腫除熱氣補虛損益脚腰強筋骨壯健人亦發藥動病黑者尤甚俱不如水牛佳

犍牛黄者肉，平。一云，温，无毒。一云，微毒。消水肿，除热气，补虚损，益脚腰，强筋骨，壮健人。亦发药动病，黑者尤甚，俱不如水牛佳。

鲫鱼

春分。鱼类

白水塘边白鹭飞，
龙湫山下鲫鱼肥。

——《又渔父词二首·其一》

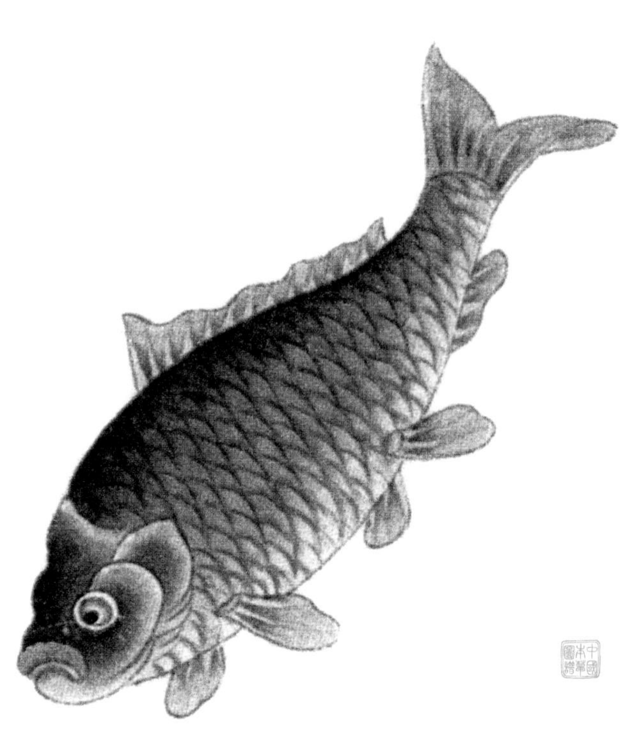

通络下乳的最佳补品

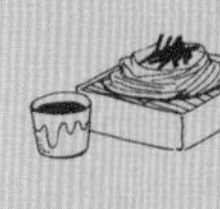

解 鲫鱼是我国重要的食用鱼之一，肉质细嫩，味道鲜美，含有丰富的蛋白质、脂肪、维生素等。鲫鱼自古以来就是通络下乳的最佳补品，经常食用能补充营养，增强抗病能力。

「原典」

鯽魚味甘温無毒主諸惡瘡燒以醬汁和塗之或取猪脂煎用又主腸癰合蓴作羹主胃弱不下食調中下氣補虚作膾主腸澼水穀不調及赤白久痢又釀白礬燒灰治腸風血痢又開其腹内少塩燒之治齒痛

鲫鱼，味甘，温，无毒。主诸恶疮，烧以酱汁和涂之，或取猪脂煎用。又主肠痈。合莼作羹，主胃弱不下食，调中下气补虚。作脍，主肠澼，水谷不调，及赤白久痢。又酿白矾烧灰，治肠风血痢。又开其腹内少盐烧之，治齿痛。

鲤鱼

春分。鱼类

就我求珍肴，
金盘脍鲤鱼。

——《羽林郎》

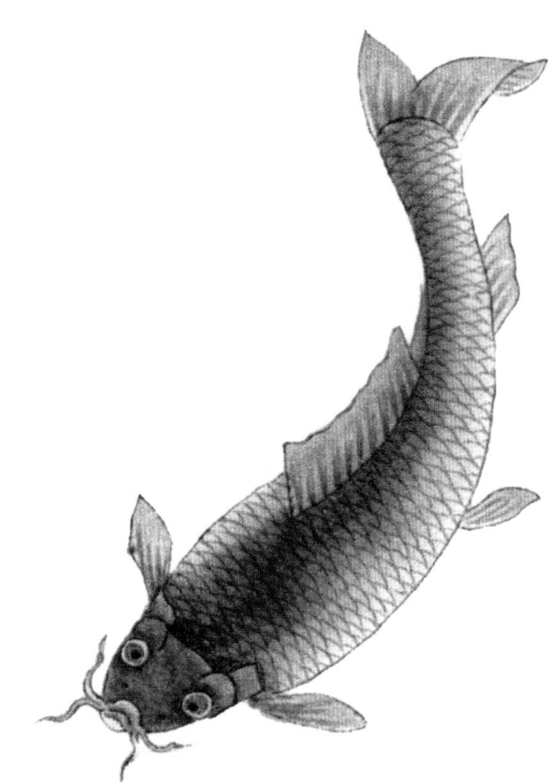

春分

鱼中上品

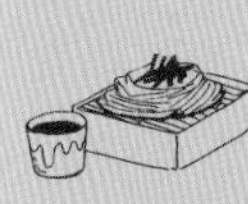

解 鲤鱼是我国淡水鱼中分布最广、养殖最早、产量最高的鱼。《诗经》中记载了周文王养鲤鱼的故事。两千多年来，鲤鱼一直被视为鱼中上品。鲤鱼富含蛋白质、维生素和矿物质，还是勤劳、善良、吉祥的象征。

「原典」

鯉魚味甘寒無毒肉燒灰治欬逆氣喘煮食之療水腫脚滿下氣女子安胎治懷姙身腫又天行病後與原有癥疾人皆不可食肉忌葵菜子忌猪肝同食俱害人頭有毒膽主目熱赤痛青盲明目久服強悍益志氣滴耳聾小兒熱腫塗之

鲤鱼，味甘，寒，无毒。肉烧灰，治欬逆气喘。煮食之，疗水肿，脚满下气，女子安胎，治怀妊身肿。又天行病后与原有癥疾人，皆不可食肉。忌葵菜子，忌猪肝同食，俱害人。头有毒。胆主目热赤痛，青盲，明目，久服强悍，益志气，滴耳聋，小儿热肿涂之。

清明

一候桐始华。二候田鼠化为鹌。三候虹始见

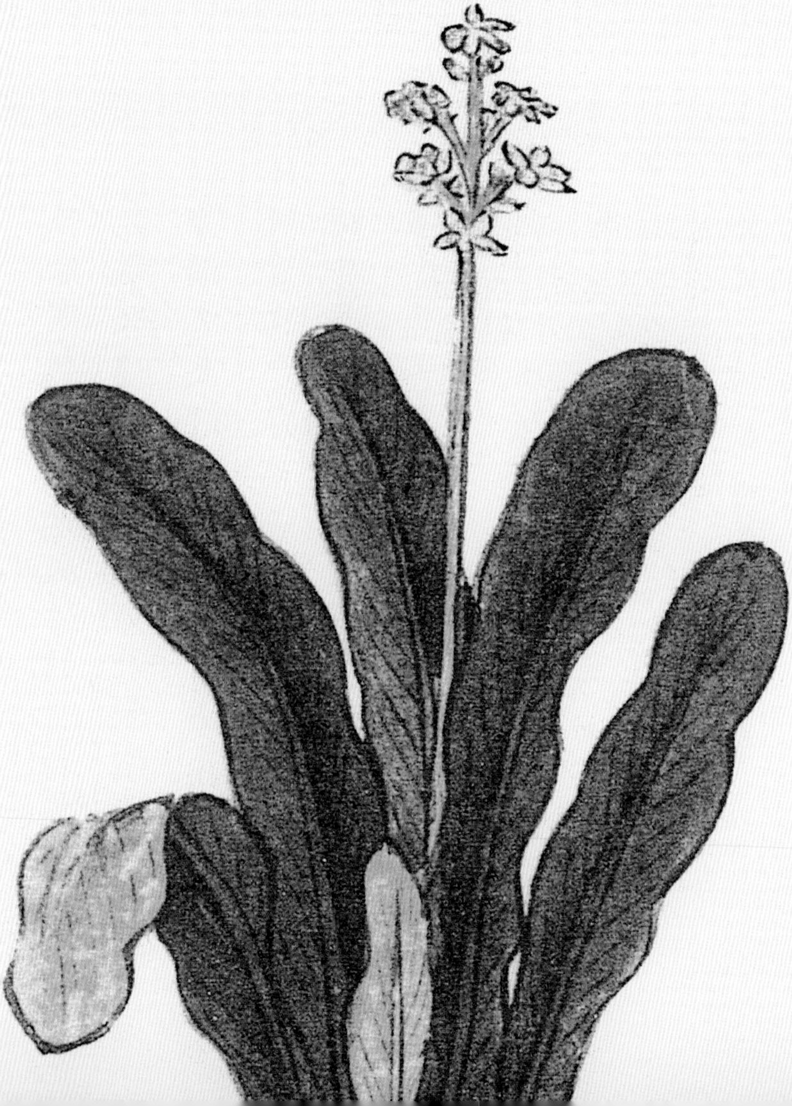

春

决明菜

菜类 清心明目的春季菜。

决明菜也叫草决明、马蹄子、假绿豆等。

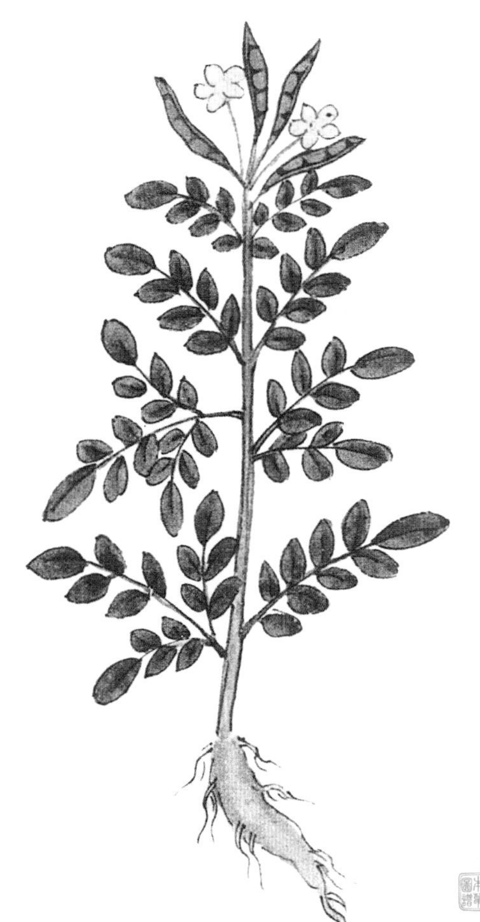

解

决明菜也叫草决明、马蹄子、假绿豆等，有清心明目的功效，能祛除头风。春天可采摘当作蔬菜食用，它的花和籽可以做成茶点。

清明

决明菜明目清心去頭眩風味甘温苗高二三尺春取為蔬花子可點茶又堪入蜜煎

油菜

清明。菜类

油菜花间蝴蝶舞，
刺桐枝上鹁鸪啼。

——《望江南》

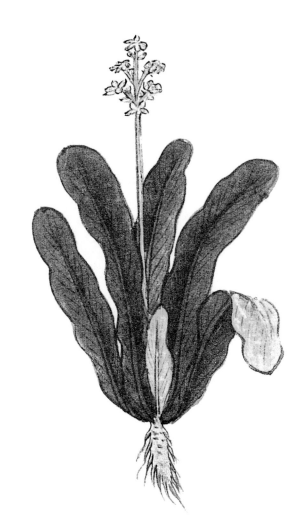

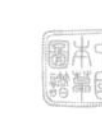

清明

主要的油料作物和蜜源作物之一

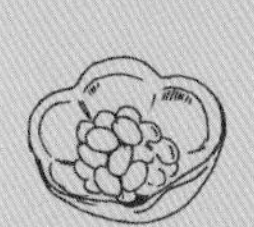

解 油菜是我国主要的油料作物和蜜源作物之一，是蔬菜中的佼佼者。油菜可以润滑肠胃，利大小便，降血脂。油菜还有充足的水分、蛋白质、脂肪、碳水化合物和多种矿物质，能促进骨骼的发育，加速人体新陈代谢，是维持生命活动的重要物质。

「原典」

油菜味甘，主滑胃，通結氣，利大小便。冬種春長，形色俱似白菜，根微紫，抽嫩心，開黄花，取其薹為菜茹甚佳。子，枯取以榨油，味如麻油，但略黄耳。一種黄瓜菜，形似油菜，但味少苦，野生平澤中，取為羹茹，亦甚香美。

油菜，味甘。主滑胃，通结气，利大小便。冬种春长，形色俱似白菜，根微紫，抽嫩心，开黄花，取其苔为菜茹甚佳。子，枯取以榨油，味如麻油，但略黄耳。一种黄瓜菜，形似油菜，但味少苦，野生平泽中，取为羹茹，亦甚香美。

鹅肉

清明。禽类

鹅，鹅，鹅，
曲项向天歌。
白毛浮绿水，
红掌拨清波。

——《咏鹅》

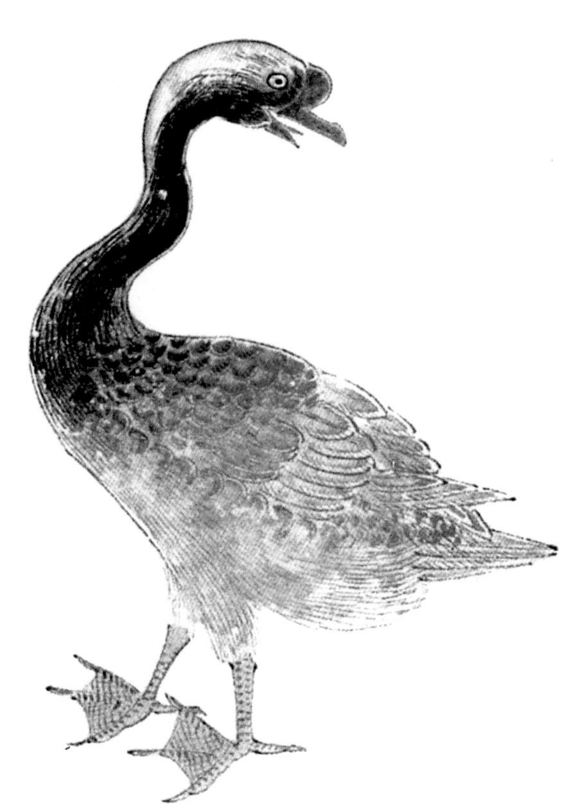

祛风湿 防衰老的肉

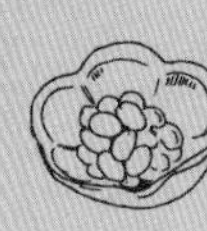

解 鹅的身躯庞大，失去了飞行能力，在地上行走也不是十分灵活，但在水里却能畅游。鹅肉可以补阴益气，暖胃，祛风湿，防衰老。鹅肉还是理想的高蛋白、低脂肪、低胆固醇的营养食品，适合用来煲汤。

「原典」

鵞肉利五臟解煩止渴白者勝又云性冷不可多食令人霍亂發痼疾白鵞膏氣微寒無毒主耳卒聾以灌之又潤皮膚毛主射工水毒

鹅肉利五脏，解烦止渴，白者胜。又云，性冷，不可多食，令人霍乱，发痼疾。白鹅膏，气微寒，无毒。主耳卒聋，以灌之。又润皮肤毛，主射工水毒。

鸭肉

清明。禽类

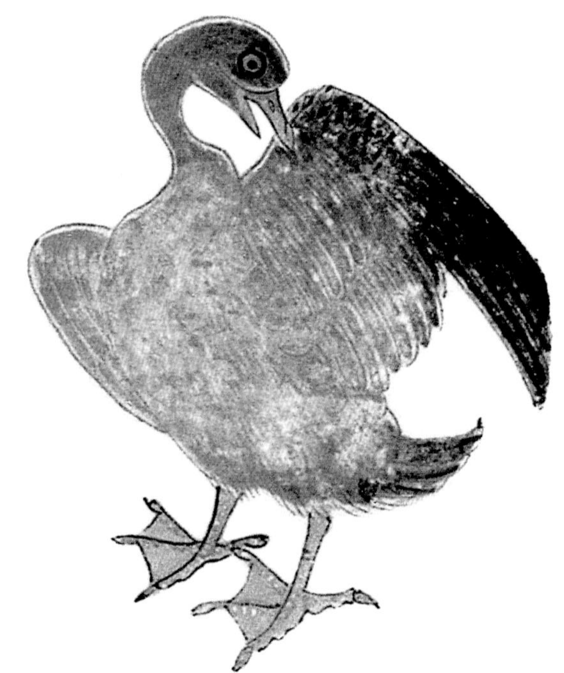

庭鸭喜多雨，邻鸡知暮天。

——《淇上别业》

清明

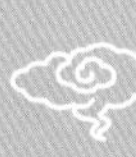

补虚劳的圣药

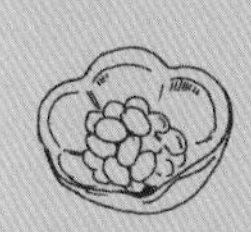

解　三千多年前，鸭就被我们的祖先驯化，成为餐桌上的美食。鸭肉蛋白质含量高，脂肪含量适中，非常适合滋补，民间说其是『补虚劳的圣药』。北京、南京、武汉等地的人大都喜欢吃鸭肉。

「原典」

鴨肉補虛除熱和臟腑利水道消脹止驚癇解丹毒止痢血解毒頭治水腫白鴨尤佳

鸭肉补虚，除热，和脏腑，利水道，消胀，止惊痫，解丹毒，止痢。血解毒。头治水肿，白鸭尤佳。

鲟鱼

清明。鱼类

生酒鲟鱼脍，边炉蚬子羹。

——《南归寄乡书》

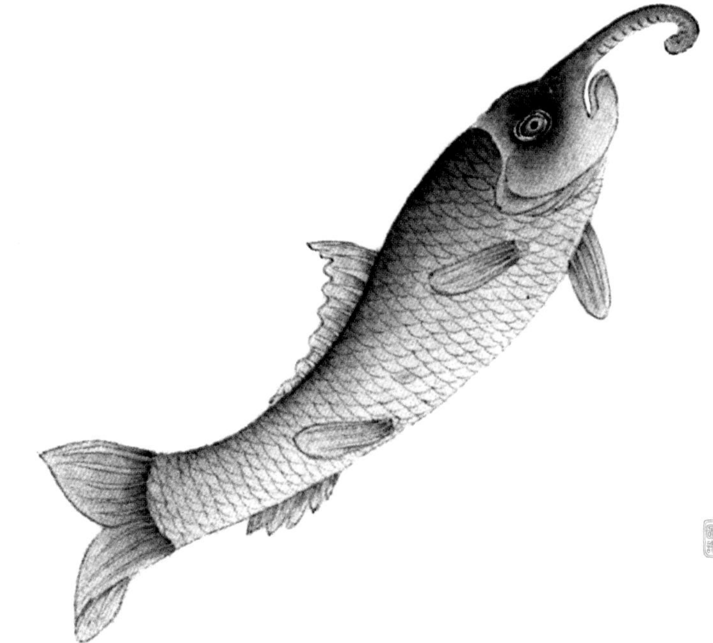

清明

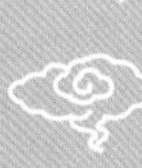

水中活化石

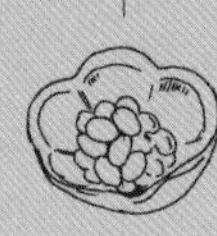

解 鲟鱼是世界上体形较大、寿命较长、年代较古老的鱼类之一，人们称其为『水中活化石』。鲟鱼的营养价值高，鲟鱼鱼子做成的鱼子酱是欧美国家的国宴珍品，有『绿宝石』之称。

「原典」

鱘魚味甘平益氣補虛肥健人其子肥美殺腹内小蟲

鲟鱼，味甘，平，益气补虚，肥健人。其子肥美，杀腹内小虫。

鲈鱼

清明。鱼类

秋风起兮木叶飞，吴江水兮鲈鱼肥。

——《思吴江歌》

中国本草图谱

清明

补身不长肉的鱼

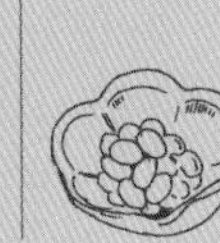

解 鲈鱼和长江鲥鱼、太湖银鱼、黄河鲤鱼并称四大名鱼。秋末冬初，鲈鱼的味道最好，此时鲈鱼体内的营养也最为丰富。鲈鱼补身又不长肉，是补血益气的佳品，非常适合孕妇、产妇食用。

「原典」

鱸魚平補五臟益筋骨和腸胃安胎治水氣食之宜人作鮓尤良暴乾甚香美雖有小毒不致發病一云發痃癖及瘡腫不可與乳酪同食中毒以蘆根汁解之

鲈鱼，平，补五脏，益筋骨，和肠胃，安胎，治水气，食之宜人，作鲊尤良，暴干甚香美。虽有小毒，不致发病。一云，发痃癖及疮肿，不可与乳酪同食，中毒以芦根汁解之。

淡菜

清明。鱼类

淡菜也叫壳菜、青口、海红。

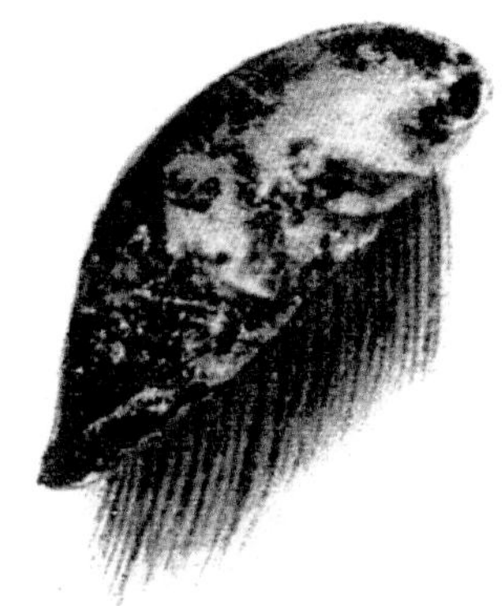

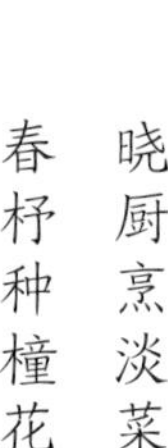

晓厨烹淡菜，
春杼种橦花。

——《句》

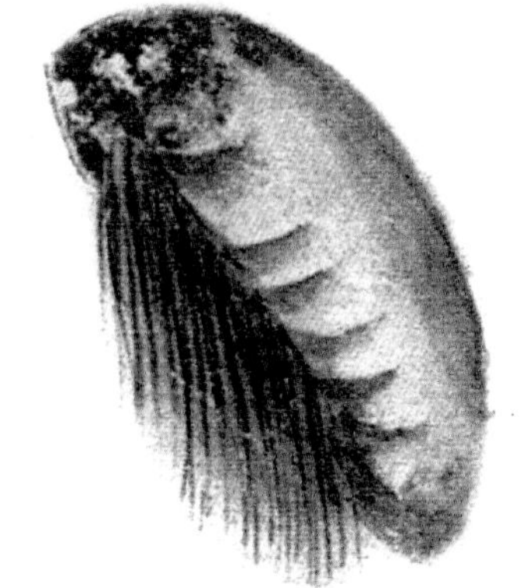

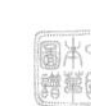

清明

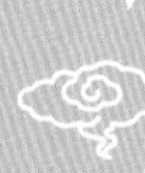

海中鸡蛋

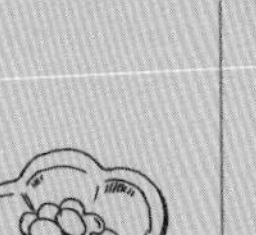

解 淡菜不是蔬菜，而是一种海鲜，也叫壳菜、青口、海红。淡菜的营养价值很高，能促进新陈代谢，保证大脑和身体的营养供给，被人们亲切地称为『海中鸡蛋』。

「原典」

淡菜温無毒補五臟虛損勞理腰脚氣益陽事消食除腹中冷消痃癖潤毛髮產後血結冷痛崩中帶下漏下男子久痢並宜食之煮以五味更妙雖形壯不典甚益人

淡菜，温，无毒。补五脏虚损劳，理腰脚气，益阳事，消食，除腹中冷，消痃癖，润毛发。产后血结冷痛，崩中带下，漏下，男子久痢并宜食之。煮以五味更妙。虽形状不典，甚益人。

谷雨

一候萍始生。二候鸣鸠拂其羽。三候戴任降于桑

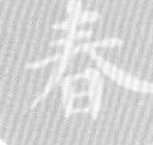

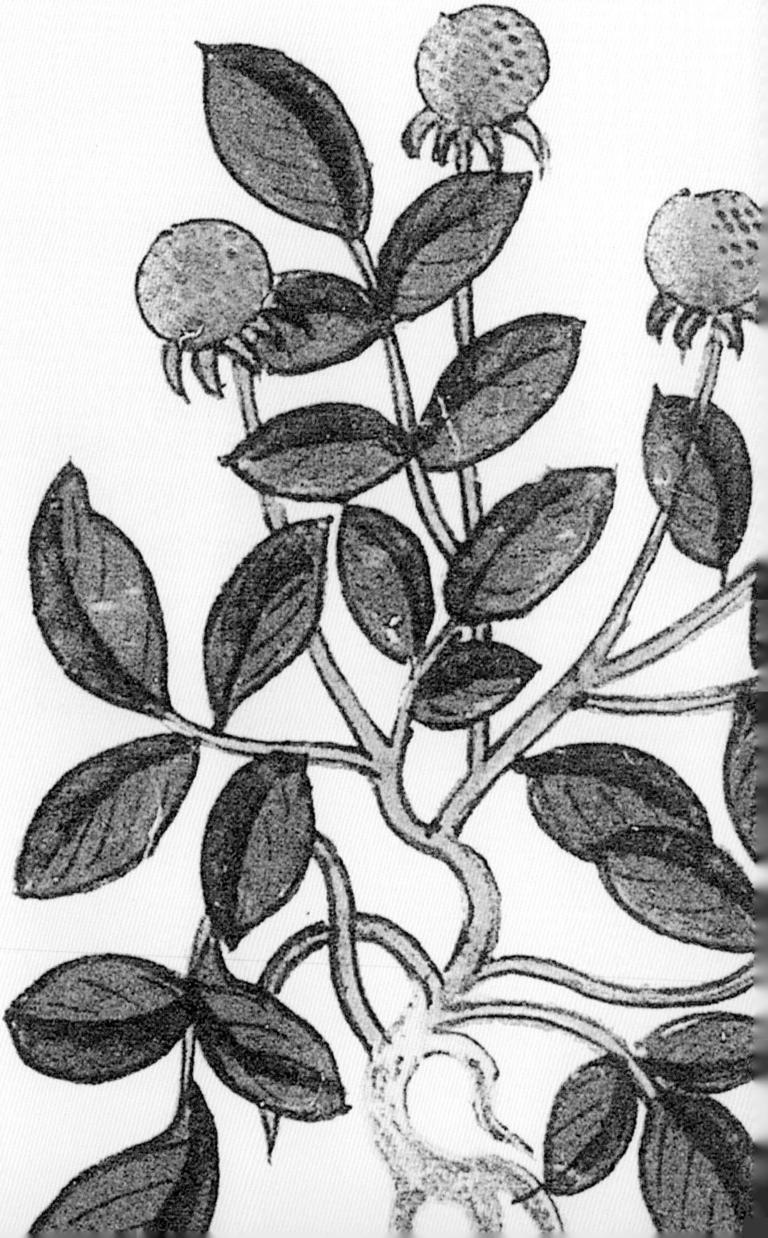

羊蹄菜

。菜类 癣疥克星

羊蹄菜也叫牛舌头、野菠菜。

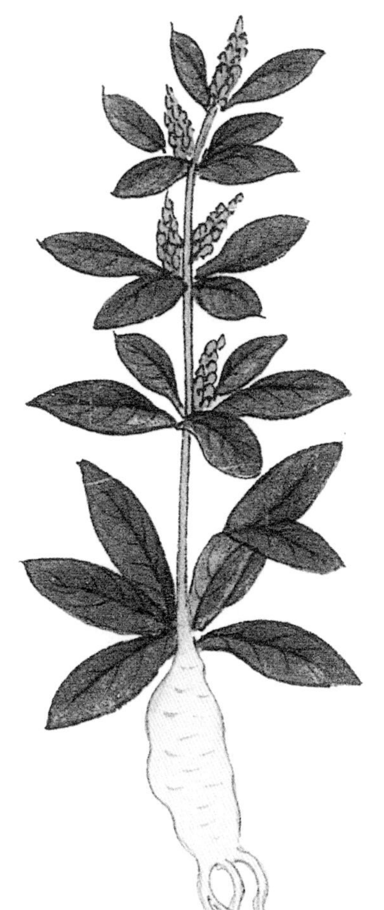

解 羊蹄菜也叫牛舌头、野菠菜。羊蹄菜的根用醋研磨后涂在癣疥上能立即奏效。

谷雨

羊蹄菜味苦寒，無毒。根用醋磨塗癬疥，速効。治癧瘍風并大便卒澁結不通，喉痺卒不能語，腸風痔瀉血。

苹

谷雨。菜类

呦呦鹿鸣，食野之苹。
我有嘉宾，鼓瑟吹笙。

——《诗经·小雅·鹿鸣》

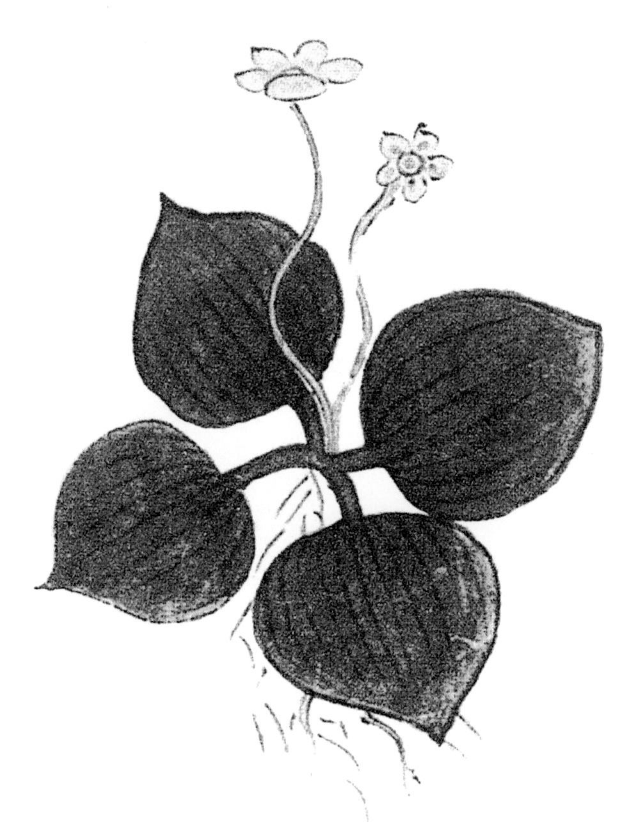

谷雨

让人身轻体壮的植物

解 在古代，贵女出嫁要到宗庙供奉苹藻，祭祀祖先。现已无此习俗。苹能调理突然引发的发热身痒，还能下水气，止消渴。

「原典」

蘋味辛酸寒無毒主暴熱身痒下水氣勝酒長鬚髮止消渴下氣久服輕身季春始生可糝蒸為茹詩所謂采蘋采藻以供祭者是也昔楚昭王渡江獲蘋實如斗剖而食之甜如蜜即此但不可多得也蘋有三種

苹，味辛、酸，寒，无毒。主暴热身痒，下水气，胜酒，长须发，止消渴，下气。久服轻身。季春始生，可糁蒸为茹。《诗》所谓『采苹采藻』，以供祭者是也。昔楚昭王渡江，获苹实如斗，剖而食之，甜如蜜，即此。但不可多得也。苹有三种。

茶

谷雨。味类

白鸽飞时日欲斜，禅房寂历饮香茶。

——《题净眼师房》

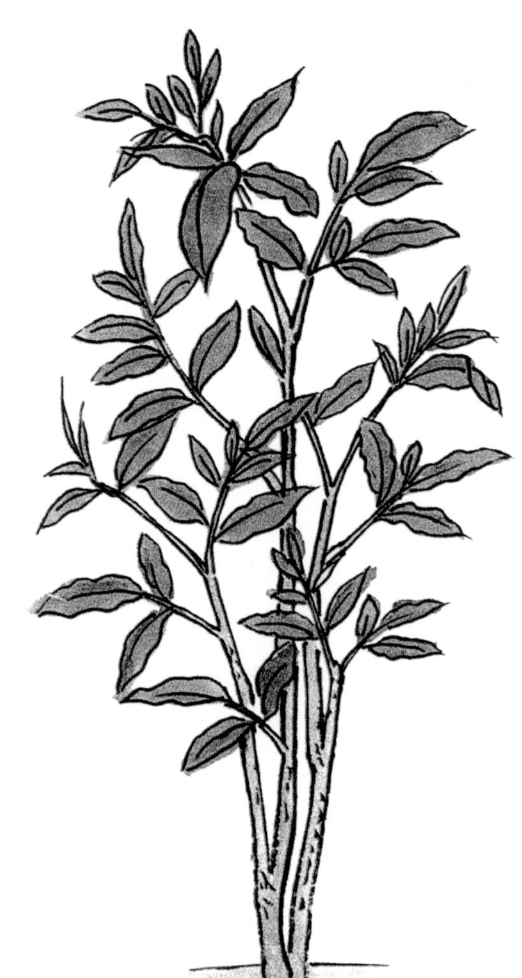

谷雨

提神清心，降火明目

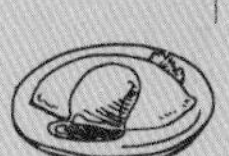

解 早在五千多年前的中国就发现了茶，经后人不断研究发展，现在的茶大致可分为红茶、绿茶、黄茶、白茶、黑茶、乌龙茶、花茶七类。茶不仅能提神清心、清热解暑、消食化痰、去腻减肥、生津止渴、降火明目，还可以延缓衰老、抑制心血管疾病、防癌抗癌、减少辐射等。

「原典」

茶晚採麄者曰茗味甘苦微寒無毒主瘻瘡利小便去痰熱渴令人少睡早採細者曰茶主下氣消食已上本草所載後代諸家及茶經茶譜茶錄等書論悉備矣近世人所用蒙山茶性温治病因以名顯

茶，晚采粗者曰茗，味甘苦，微寒，无毒。主瘘疮，利小便，去痰热渴，令人少睡。早采细者曰茶，主下气消食。已上《本草》所载，后代诸家及《茶经》《茶谱》《茶录》等书论悉备矣。近世人所用蒙山茶，性温，治病，因以名显。

茼蒿

谷雨。菜类

差比菊英，宁同萧艾。
味荐盘中，香生物外。

——《茼蒿》

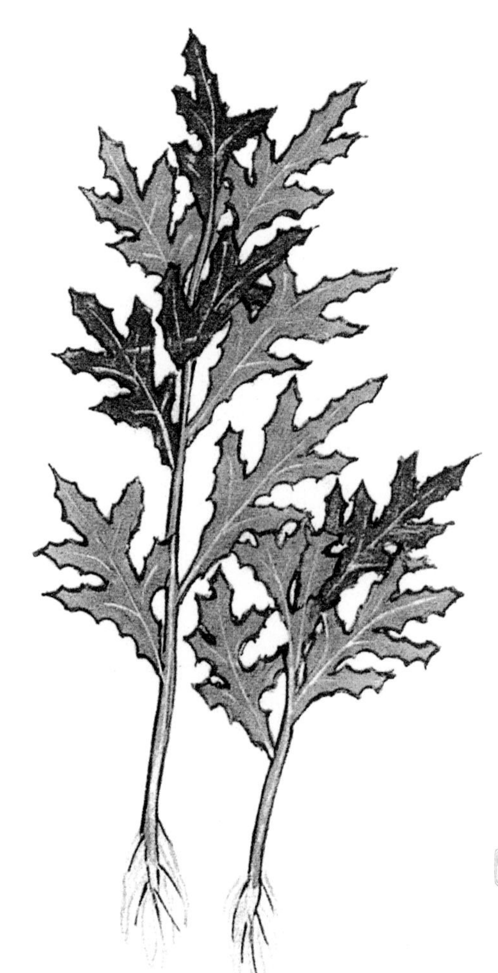

营养丰富的皇帝菜

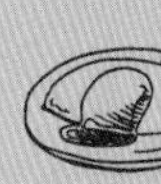

解 在古代，茼蒿是宫廷佳肴，还被称为『皇帝菜』。茼蒿营养丰富，有『天然保健品、植物营养素』的美称。茼蒿含有特殊香味的挥发油，可以养心安神，稳定情绪，降压补脑，防止记忆力减退。茼蒿容易使人上火，一次不宜吃太多。

「原典」

茼蒿平主安氣養脾胃消水飲多食動風氣薰心令氣滿

茼蒿，平。主安气，养脾胃，消水饮。多食动风气薰心，令气满。

蜜

谷雨。味类

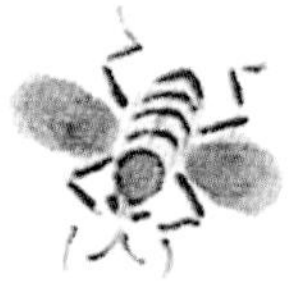

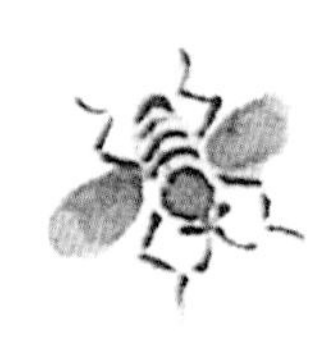

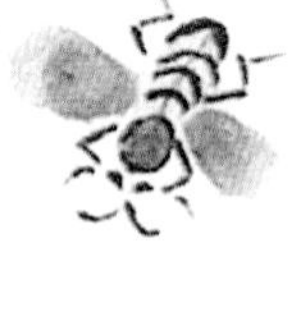

蜂归怜蜜熟，
燕入重巢干。

——《和竹斋诗》

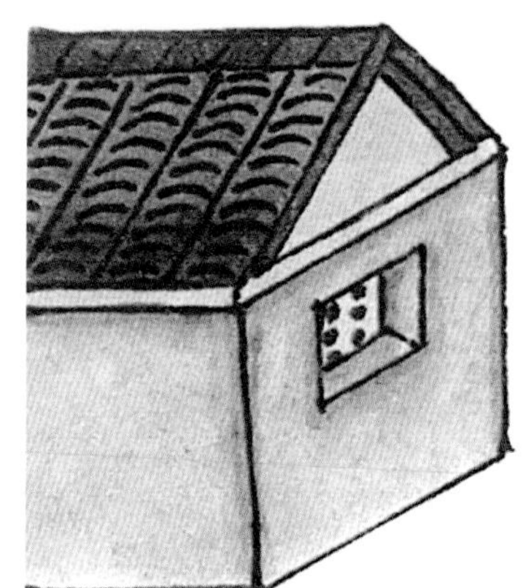

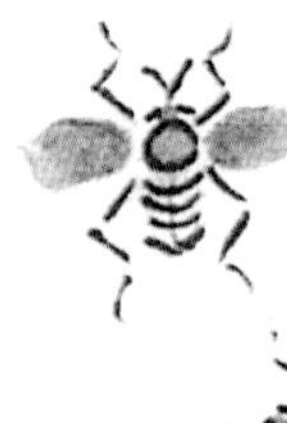

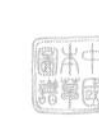

谷雨

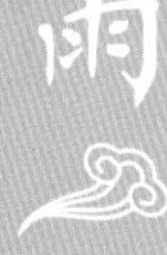

天赐的礼物

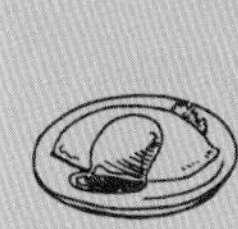

解 蜂蜜是全世界公认的好的保健食品，古希腊人认为其是『天赐的礼物』。作为滋补品，蜂蜜不需要消化就可以被人体充分吸收，对妇、幼、老都有很好的保健作用。

「原典」

蜜味甘平無毒微温主心腹邪氣安五臟益氣補中止痛解毒除衆疾和百藥養脾氣明耳目除心腹煩飲食不下腸澼肌痛口瘡

蜜，味甘，平，无毒，微温。主心腹邪气，安五脏，益气补中，止痛解毒，除众疾，和百药，养脾气，明耳目，除心腹烦、饮食不下、肠澼、肌痛、口疮。

覆盆子

谷雨。果类

灵根茂永夏，
幽磴罗深丛。
晶华发鲜泽，
叶实分青红。

——《覆盆子》

谷雨

可以提高生育能力的水果

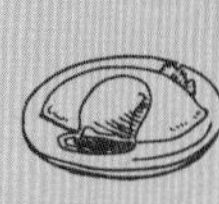

解 覆盆子是一种低热量、高纤维的水果，果实有红色、金色、黑色，有益气轻身，润泽肌肤，提高生育能力的作用。覆盆子是很娇嫩的水果，新鲜的覆盆子要小心轻放，尽早吃完，否则容易烂掉。

「原典」

覆盆子味甘酸氣平微熱無毒主輕身益氣令髮不白顔色好又主男子腎虚精竭陰痿女子食之有子熟時軟紅可愛五月採之失採則枝就生蟲製爲蜜煎食更佳

覆盆子，味甘酸，气平，微热，无毒。主轻身，益气，令发不白，颜色好。又主男子肾虚，精竭阴痿。女子食之有子。熟时软红可爱，五月采之，失采则枝就生虫。制为蜜，煎食更佳。

青鱼

谷雨。鱼类

潮落青鱼出，泥深白鸟行。

——《连云潮退》

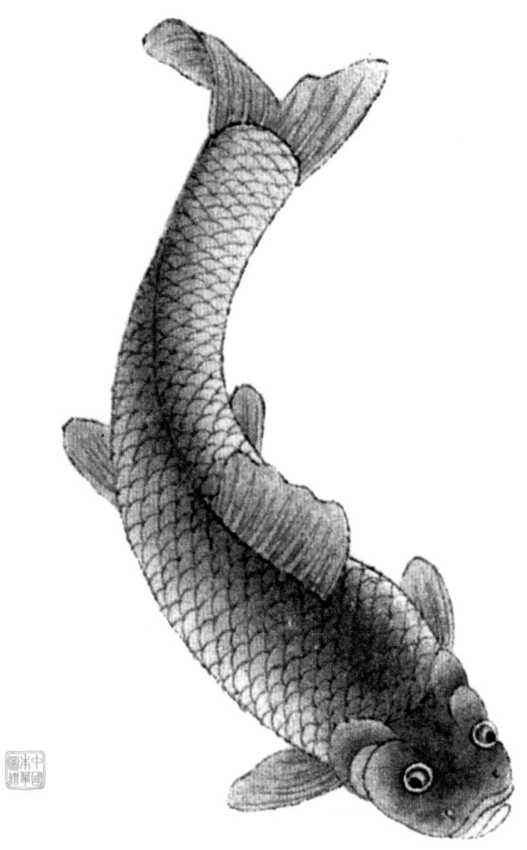

谷雨

四大家鱼之一

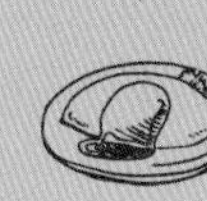

解 青鱼是四大家鱼之一，其肉质肥嫩，味道鲜美，营养丰富，是淡水鱼的上等之品。青鱼中所含的微量元素很多，能抗衰老，预防癌症，还能辅助治疗某些疾病。

「原典」

青魚甘平無毒微毒主濕痺脚氣弱煩悶益氣力忌蒜葵

青鱼，甘，平，无毒，微毒。主湿痹、脚气，弱烦闷，益气力。忌蒜、葵。

立夏

一候蝼蛄鸣。二候蚯蚓出。三候王瓜生

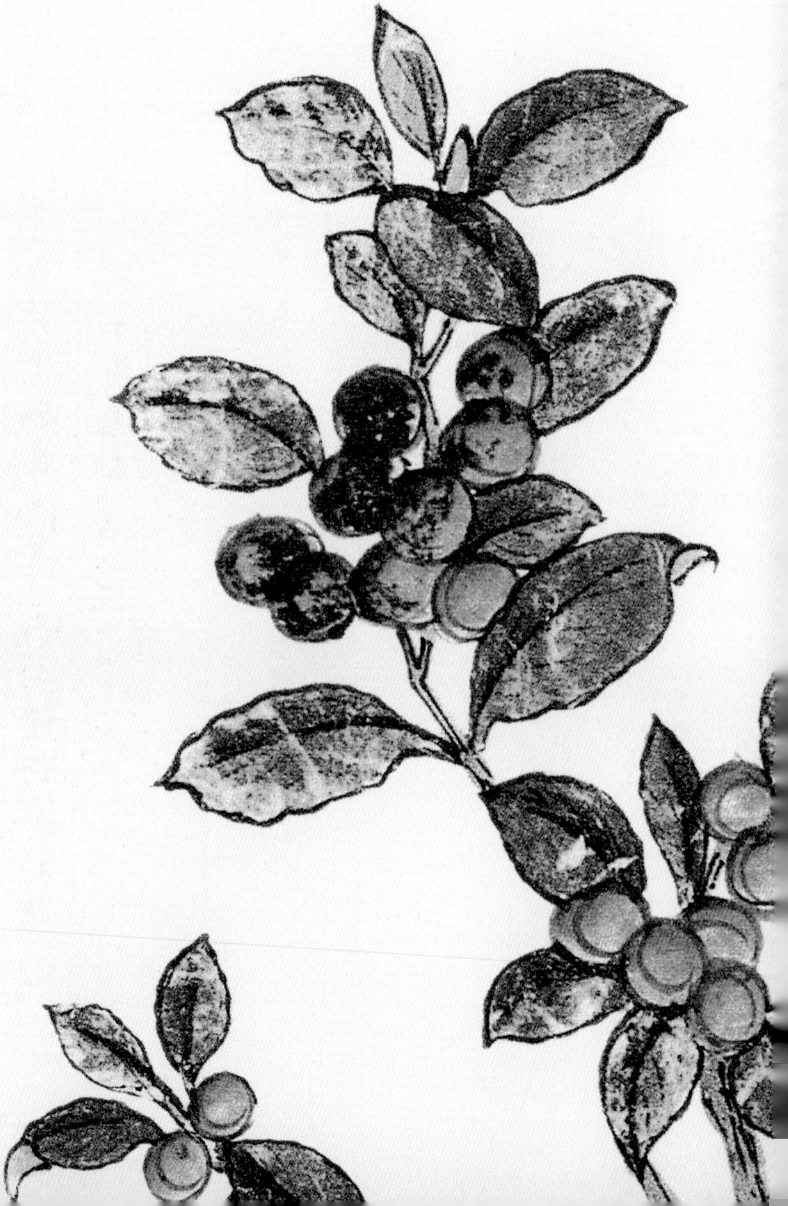

蔓菁

。菜类 补益五脏的大头菜

蔓菁也被称为芜菁、葑，俗称大头菜。

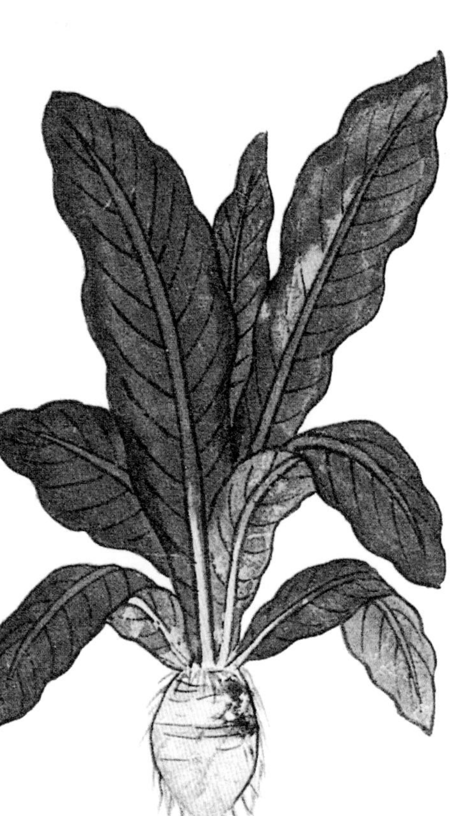

解 蔓菁也被称为芜菁、葑，俗称大头菜，长得像萝卜，辛辣味浓，口感脆嫩，古代还曾被当作主食。蔓菁来春开花结籽，籽可榨油，是栽培型油菜的原始祖先。

蔓菁味温無毒利五臟消食益氣令人肥健可常食北方種之甚多春食苗夏食心秋食莖冬食根菜中最有益於用者南方地不同所種形類已變矣

马齿苋

立夏。菜类

马齿苋，马齿苋，
风俗相传食元旦。
何事年来采更频，
终朝赖尔供餐饭。

——《野菜谱》

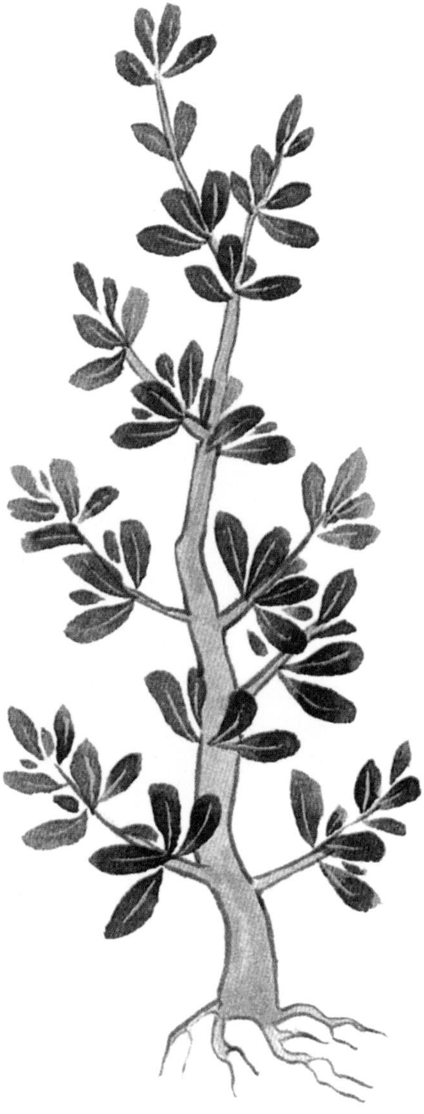

立夏

五行俱全的长寿菜

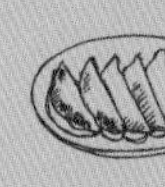
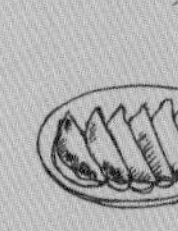

解 夏秋季节，很多人会吃凉拌马齿苋，味道鲜美，滑润可口。马齿苋可以说是肠道的保护神。根白、茎红、籽黑、叶绿、花黄，可谓五行俱全，可补五脏，常吃马齿苋可以延年益寿。

「原典」

馬齒莧味酸氣寒性滑無毒主目盲白瞖利大小便止赤白下去寒熱殺諸蟲止渴破癥結癰瘡服之長年不老和梳垢封丁腫又燒為灰和陳醋滓先灸丁腫以封之根即出

马齿苋，味酸，气寒，性滑，无毒。主目盲白翳，利大小便，止赤白下，去寒热，杀诸虫，止渴，破癥结痈疮。服之长年不老，和梳垢，封疔肿。又烧为灰，和陈醋滓，先灸疔肿以封之，根即出。

茭白

立夏。菜类

秋风吹折碧，削玉如芳根。
应傍鹅池发，中怀洒墨痕。

——《园蔬十咏·茭白》

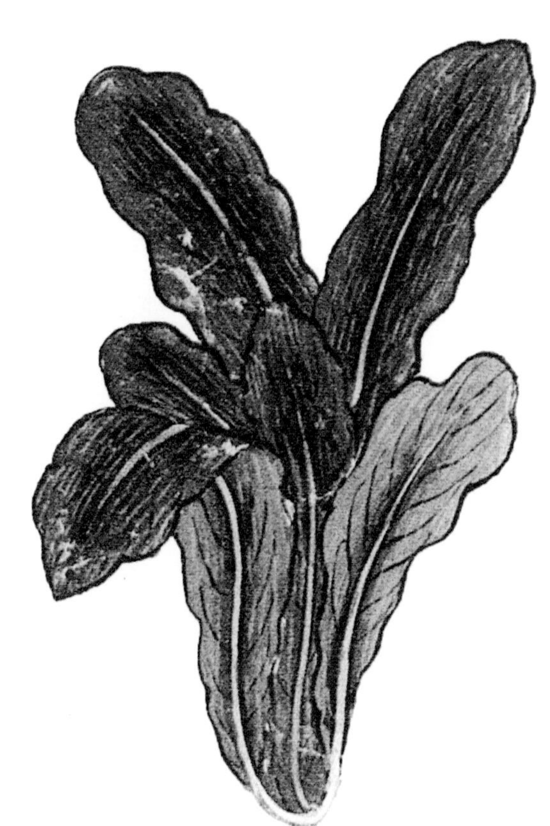

立夏

江南三大名菜之一

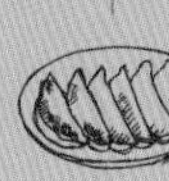

解 茭白含有丰富的蛋白质、脂肪、维生素和矿物质，能去烦热，利小便，催乳汁。与莼菜、鲈鱼一起被称为『江南三大名菜』。茭白可以凉拌，也可以和肉类、蛋类同炒，还能做成水饺、包子、馄饨的馅。

「原典」

茭白味甘冷去煩熱又云主五臟邪氣腸胃痼熱心胸浮熱消渴利小便多食令人下焦冷發冷氣傷陽道不可同蜜食糟食之甚佳

茭白，味甘，冷。去烦热。又云，主五脏邪气，肠胃痼热，心胸浮热，消渴，利小便。多食令人下焦冷，发冷气，伤阳道。不可同蜜食。糟食之甚佳。

稍瓜

立夏。菜类

稍瓜也叫越瓜、菜瓜、生瓜。

池亭清绝树交加，
静爱园居长菜瓜。

——《卜园居二首·其二》

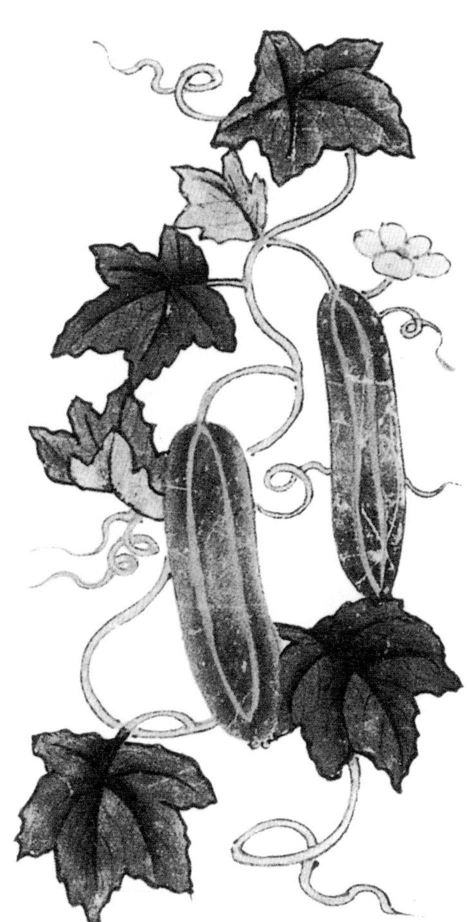

立夏

比黄瓜还美味的菜瓜

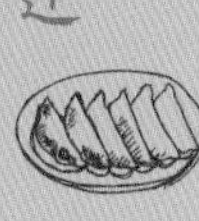

解 稍瓜也叫越瓜、菜瓜、生瓜，可以去烦热，止渴，利小便，解酒热。稍瓜外形跟黄瓜相似，比黄瓜粗大，味甜。注意：稍瓜不适合空腹食用，否则会导致胃脘疼痛。

「原典」

稍瓜味甘寒利腸去煩熱止渴利小便解酒熱宣洩熱氣多食動氣發瘡冷中令臍下癥痛及虛弱不能行不益小兒不可同乳酪鮓食及空心食令胃脘痛一云和飯并虀作鮓食亦益脾胃

稍瓜，味甘，寒。利肠，去烦热，止渴，利小便，解酒热，宣泄热气。多食动气发疮，冷中，令脐下癥痛及虚弱不能行。不益小儿。不可同乳酪、鲊食及空心食，令胃脘痛。一云，和饭并虀作鲊食，亦益脾胃。

瓠子

立夏。菜类

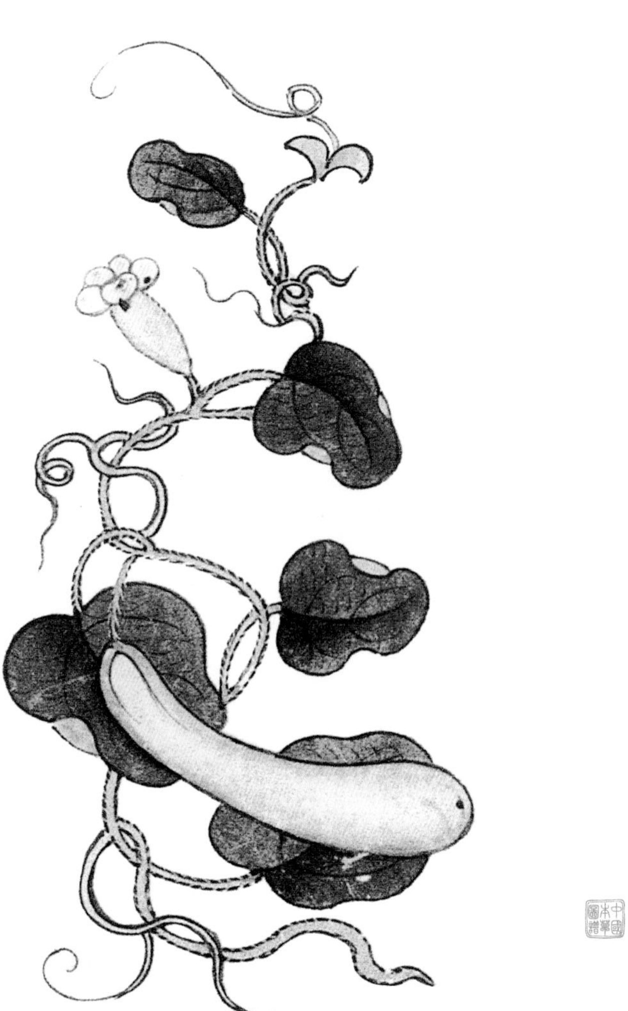

岂独为瓠瓜，长系取不食。

——《种瓜瓠》

防癌降糖的蔬菜

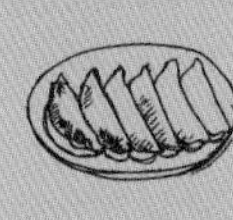

解 瓠子中含有丰富的蛋白质和多种微量元素，有利于增强人体免疫力。瓠子中胡萝卜素的含量很高，能够抑制人体致癌物的合成，降低癌症的发病率。从瓠瓜中能提炼出两种蛋白酶抑制剂，具有很好的降糖功效。注意：苦的瓠子不能吃，容易食物中毒。

「原典」

瓠子苦者氣寒有毒主大水面目四肢浮腫下水令人吐甜者性冷無毒又云微毒除煩止渴治心熱利水道調心肺治石淋吐蛔蟲壓丹石若患脚氣虛脹冷氣人食之病增此物夏熟形長尺餘兩頭相佀者是也

瓠子，苦者，气寒，有毒。主大水，面目四肢浮肿，下水，令人吐。甜者，性冷，无毒。又云，微毒。除烦止渴，治心热，利水道，调心肺，治石淋，吐蛔虫，压丹石。若患脚气虚胀、冷气，人食之病增。此物夏熟，形长尺余，两头相似者是也。

姜

立夏。味类

姜桂之性，愈老愈辛。

——《幼学琼林》

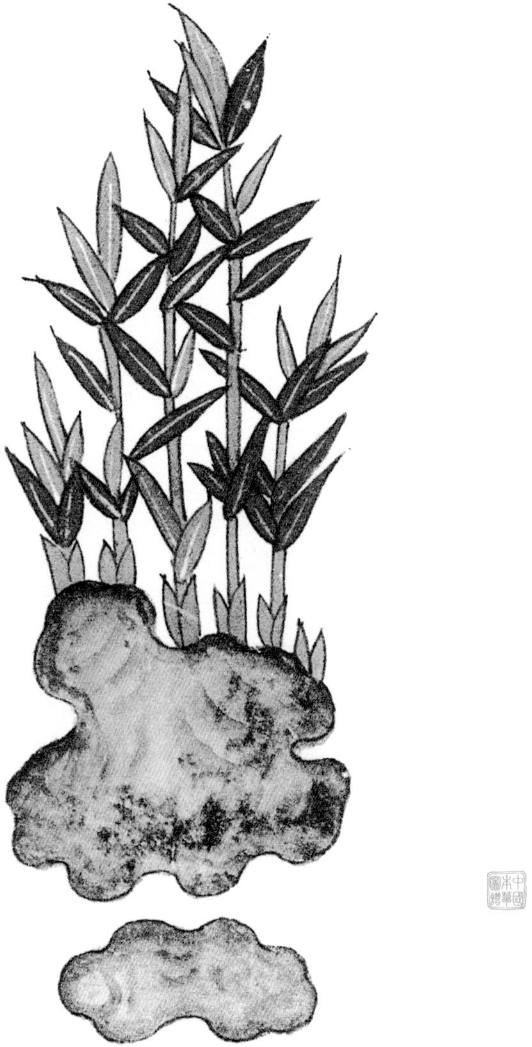

立夏

美容祛斑的调味料

解 姜是我们日常生活中重要的味类。生姜中的姜辣素能抗衰老，长期食用还有美容的功效，还能帮助老人祛除老年斑。生姜还有健胃、止痛、发汗、解热的作用，还能抑制癌细胞的活性，起到防癌的作用。

「原典」

薑味辛甘微温主傷寒頭痛鼻塞止氣入肺開胃口益脾胃散風寒痰欬止嘔吐之聖藥通神明去穢惡子薑性熱母薑存皮性微温去皮性熱無病之人夜間勿食盖夜氣收歛薑動氣故也

姜，味辛、甘，微温。主伤寒，头痛鼻塞，止气入肺，开胃口，益脾胃，散风寒痰嗽，止呕吐之圣药，通神明，去秽恶。子姜性热；母姜存皮性微温，去皮性热。无病之人，夜间勿食，盖夜气收敛，姜动气故也。

樱桃

立夏。果类

别来几春未还家，
玉窗五见樱桃花。

——《杂曲歌辞·久别离》

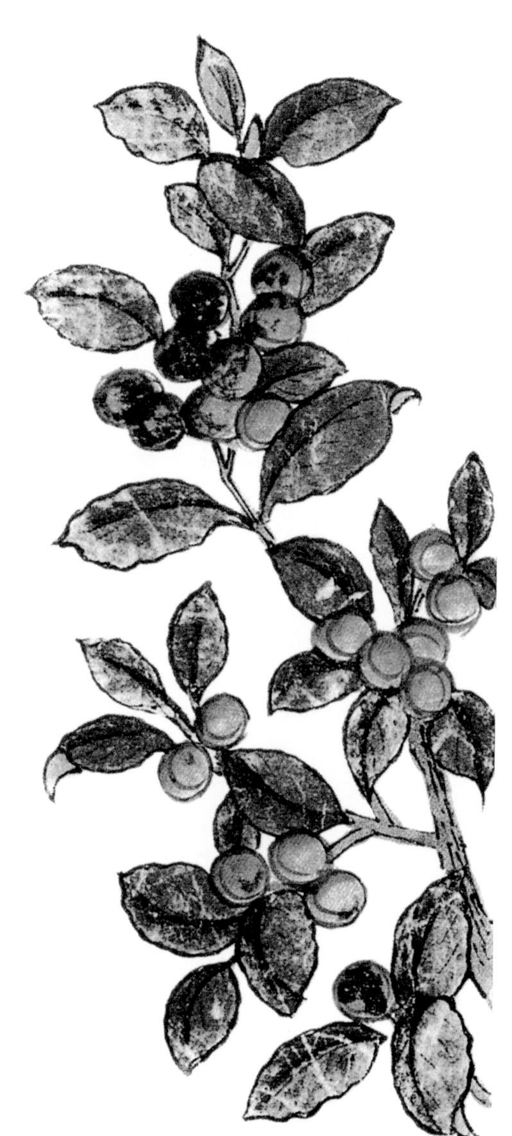

立夏

春果第一枝

解 因为黄莺特别喜欢吃这种水果，所以叫莺桃，现在叫樱桃。夏初，别的水果还在开花，樱桃已经成熟，所以号称『春果第一枝』。樱桃营养丰富，有健脾和胃的功效，对调理食欲不振、消化不良等症状都有好处。樱桃还可以调理烧烫伤、冻伤等。

「原典」

櫻桃味甘温主調中益脾令人好顏色止痢幷洩精多食發虛熱丹溪言大熱而發濕日華子言微毒食多令人吐衍義言小兒食之過多無不作熱舊有熱病與嗽喘者食之立病

樱桃，味甘，温。主调中益脾，令人好颜色，止痢并泄精。多食发虚热。丹溪言：『大热而发湿』。《日华子》言：『微毒，食多令人吐』。《衍义》言：『小儿食之过多，无不作热』。旧有热病与嗽喘者，食之立病。

小满

一候鹿角解。二候靡草死。三候麦秋至

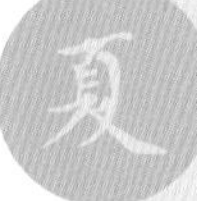

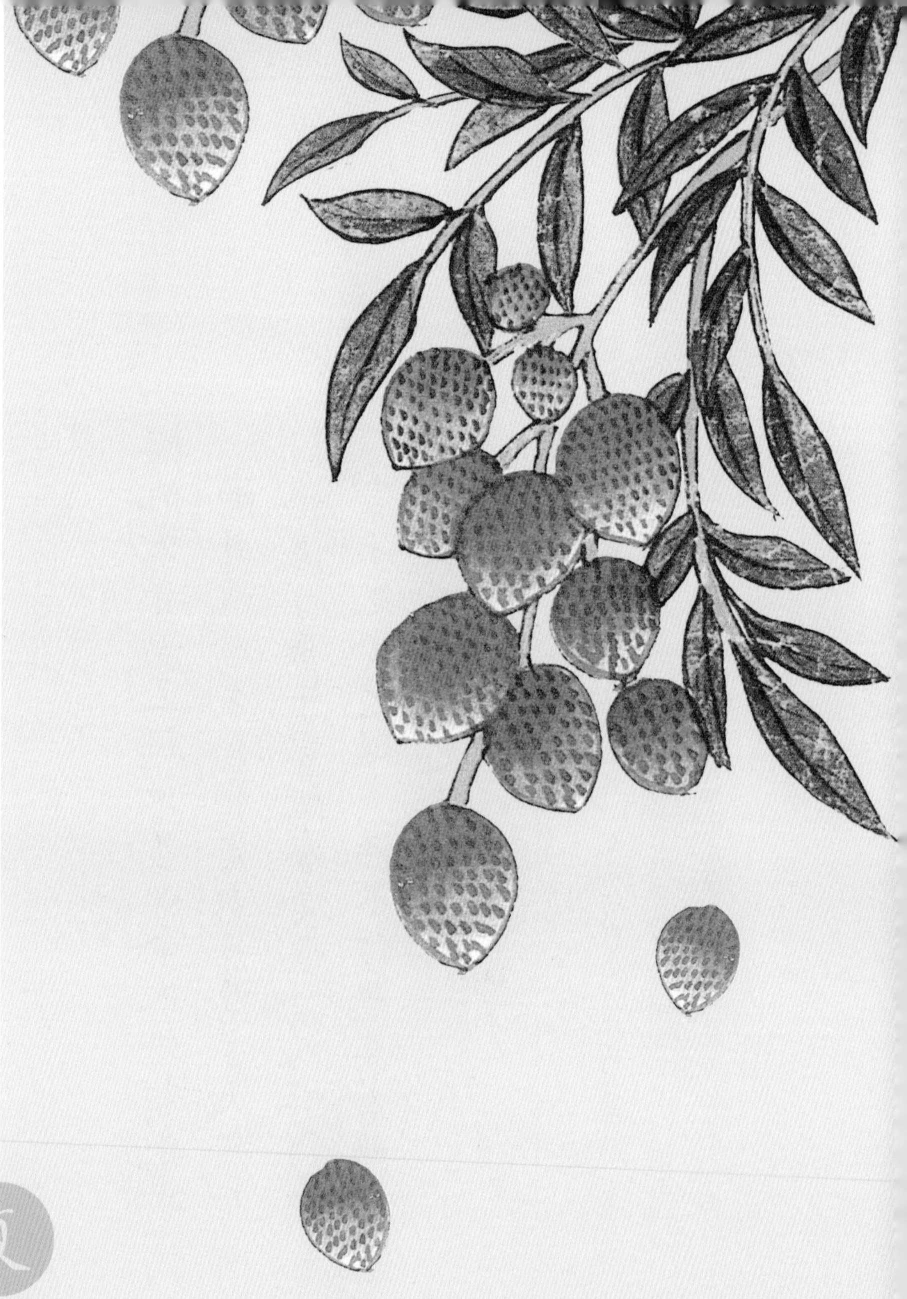

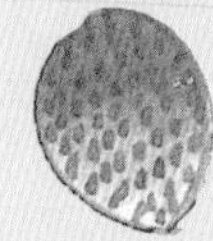

小满

菜味苦寒無毒主五臟邪氣厭穀胃痹腸澼渴熱中疾惡瘡久服安心益氣聰察少卧輕身耐老耐饑寒

苦菜

菜类 清热凉血的蔬菜

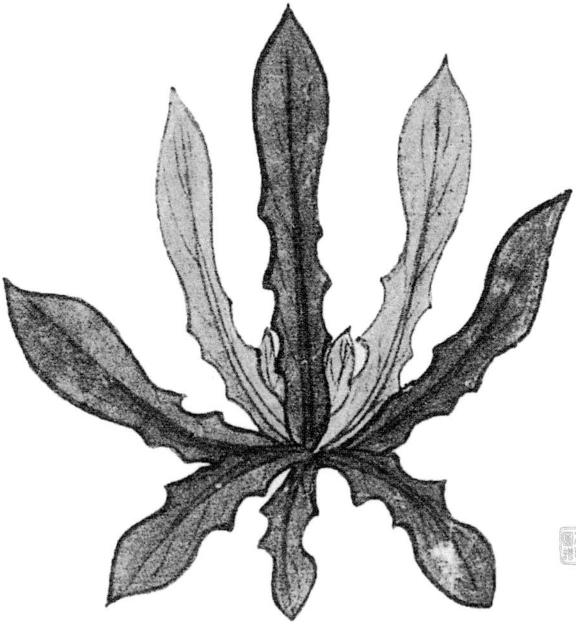

解 苦菜主治五脏病邪、厌食、口渴、发热等。经常吃苦菜，能安心益气，使人聪明敏捷，精力充沛，延缓衰老等。苦菜虽然味道苦，但苦中有甜，是人们喜爱的野菜之一。

苋菜

小满。菜类

野苋菜，生何少，
尽日采之充一饱。

——《野菜谱》

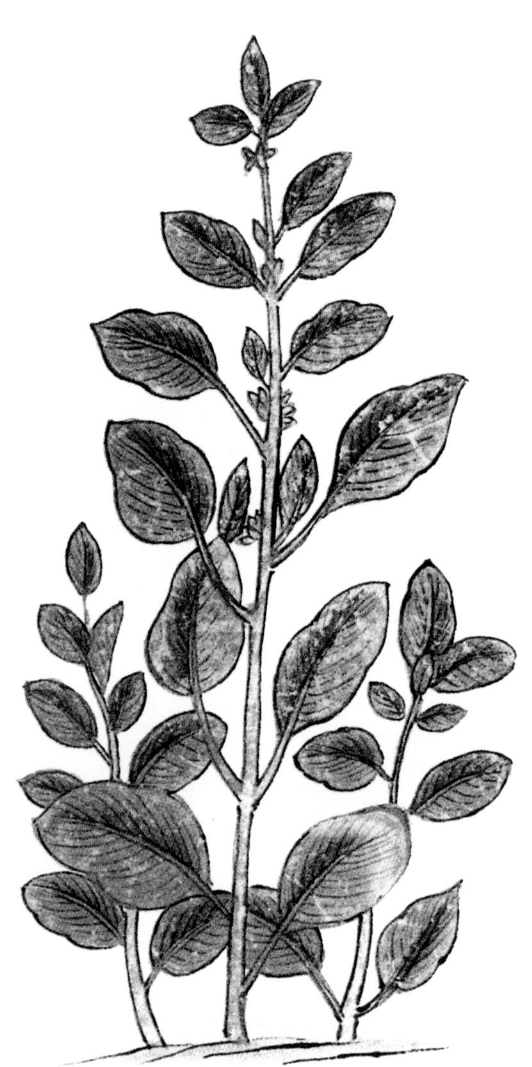

小满

提高人体免疫力的长寿菜

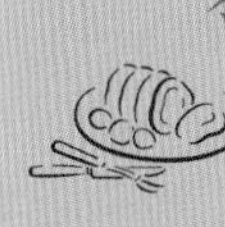

解 苋菜是一种很常见的蔬菜，它含有的蛋白质比牛奶更能被充分吸收，还能促进生长发育，非常适合小孩子吃。苋菜能提高人体免疫力，还能减肥轻身，促进排毒，是很多人减肥食谱上的主角。

「原典」

莧菜味甘寒無毒通九竅又云食動風令人煩悶冷中損腹子主青盲白瞖明目除邪利大小便去寒熱殺蚘蜒久服益氣力不饑輕身

苋菜，味甘，寒，无毒。通九窍。又云，食动风，令人烦闷，冷中损腹。子主青盲白翳，明目，除邪，利大小便，去寒热，杀蚘蜒。久服益气力，不饥，轻身。

葫芦

小满。菜类

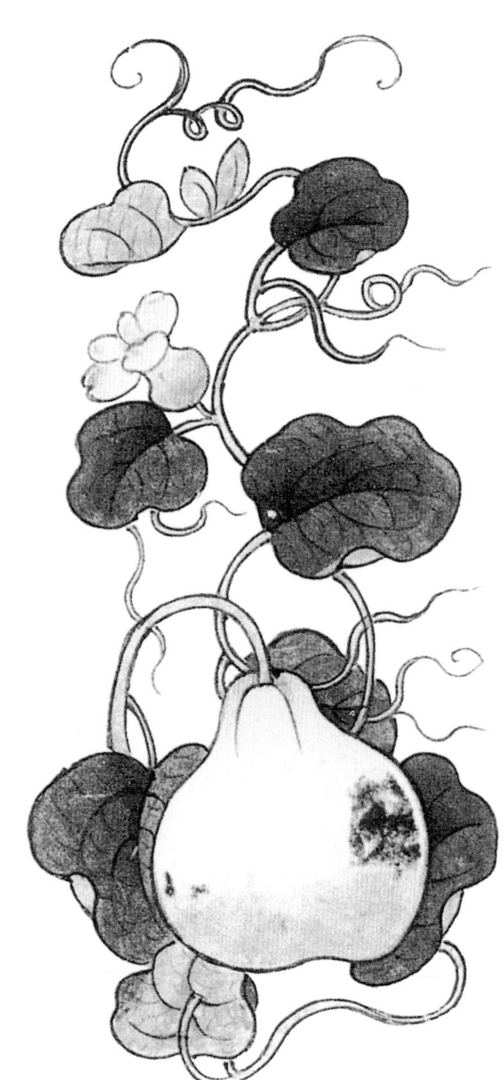

皂角树头悬拍板，
葫芦架上钓茶锤。

——《句》

小满

能看，能吃，还能用

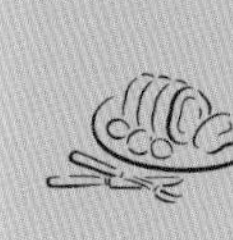

解 葫芦花可以解毒，葫芦瓤和籽可以治牙病，葫芦壳能清热解毒，年代越久，效果越好。葫芦还能做日常用具，可以装水、装酒、舀水、盛东西等。

「原典」

葫蘆夏秋間熟形圓而匾性味與瓠子相類

葫芦，夏秋间熟，形圆而扁，性味与瓠子相类。

梅

小满。果类

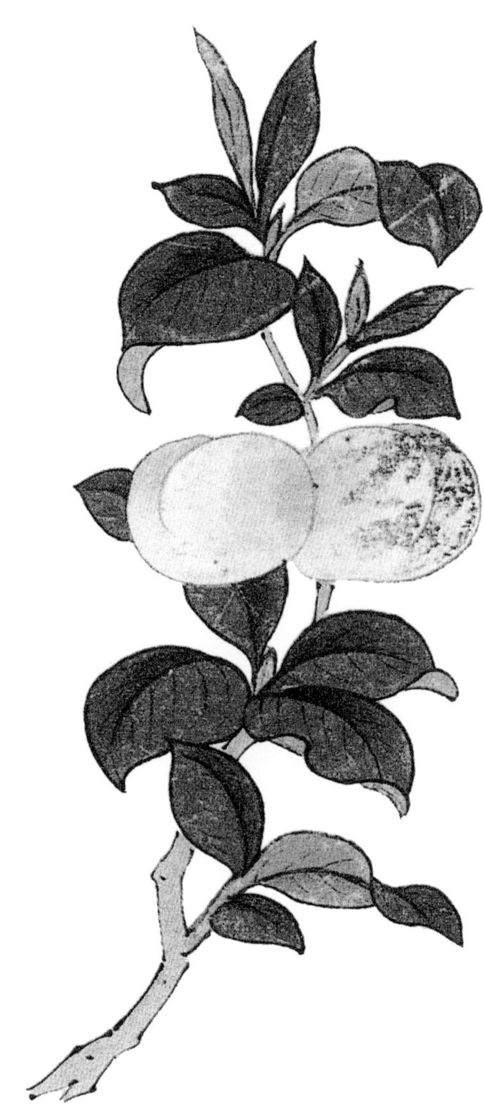

梅叶未藏禽，梅子青可摘。

——《青梅》

小满

可以解酒毒的果子

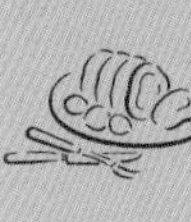

解 梅子生吃可以生津止渴，但其味道很酸，容易损伤牙齿，人们一般是泡青梅酒，做成盐梅、乌梅等。梅子还可以解酒毒，『青梅煮酒论英雄』，当时并不是喝的青梅酒，而是把梅子作为解酒的果品吃。

「原典」

梅味酸平無毒生食止渴損齒傷骨一云利筋骨蝕肺胃令人膈發虛熱服黄精人尤不可食烏梅煖無毒主下氣除煩熱收肺氣安心止痢澁腸消酒毒去痰治瘧瘴痳痺霍亂虛勞骨蒸多食不宜白梅鹽醃暴乾者

梅，味酸，平，无毒。生食，止渴，损齿，伤骨。一云，利筋骨，蚀肺胃，令人膈发虚热。服黄精人，尤不可食。乌梅，暖，无毒。主下气，除烦热，收肺气，安心，止痢涩肠，消酒毒，去痰，治痁瘴麻痹、霍乱、虚劳骨蒸。多食不宜。白梅，盐腌暴干者。

荔枝

小满。果类

枭猿枫子落，过雨荔枝香。

——《送何兆下第还蜀》

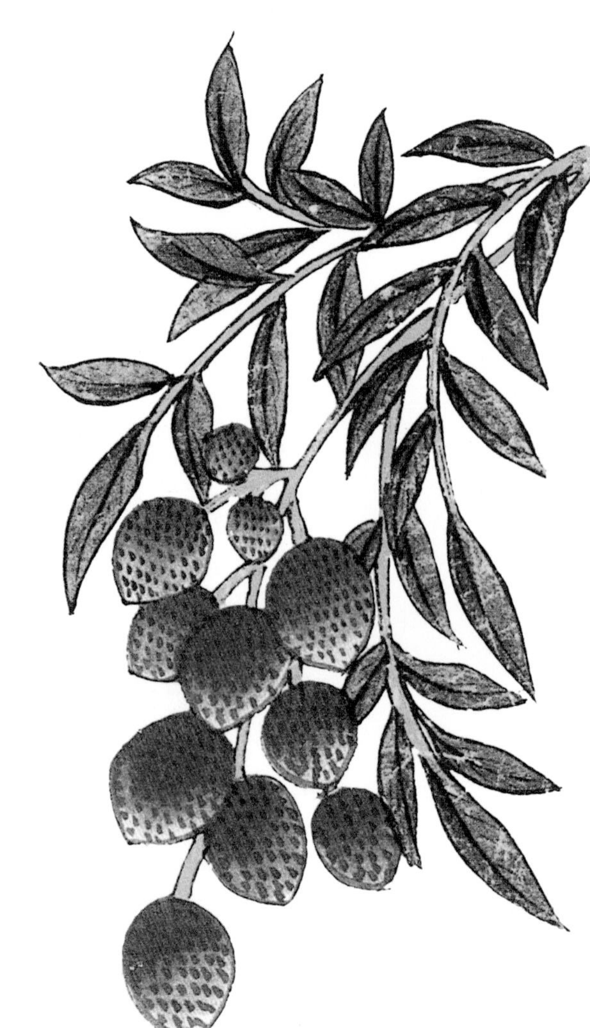

小满

补脑养颜『妃子笑』

解 『一骑红尘妃子笑，无人知是荔枝来』，因为杨贵妃，荔枝又被称为『妃子笑』。荔枝所含的丰富糖分能补充能量，增加营养，还能明显改善失眠、健忘等症。荔枝拥有丰富的维生素，可以促进血液循环，让皮肤更加光滑。

「原典」

荔枝味甘微酸温無毒止煩渴美顏色通神健脾極甘美益人食之不厭然太多亦發虛熱飲蜜漿一盃即鮮丹溪言曰此果肉屬陽主散無形質之滯氣故能消瘤癭赤腫以核慢火中燒存性為末酒調服治心痛及小大腸氣

荔枝，味甘，微酸，温，无毒。止烦渴，美颜色，通神健脾，极甘美，益人，食之不厌。然太多亦发虚热，饮蜜浆一杯即解。丹溪言曰：『此果肉属阳，主散无形质之滞气，故能消瘤赘赤肿。以核慢火中烧存性为末，酒调服，治心痛及小肠气。』

冬瓜

小满。菜类

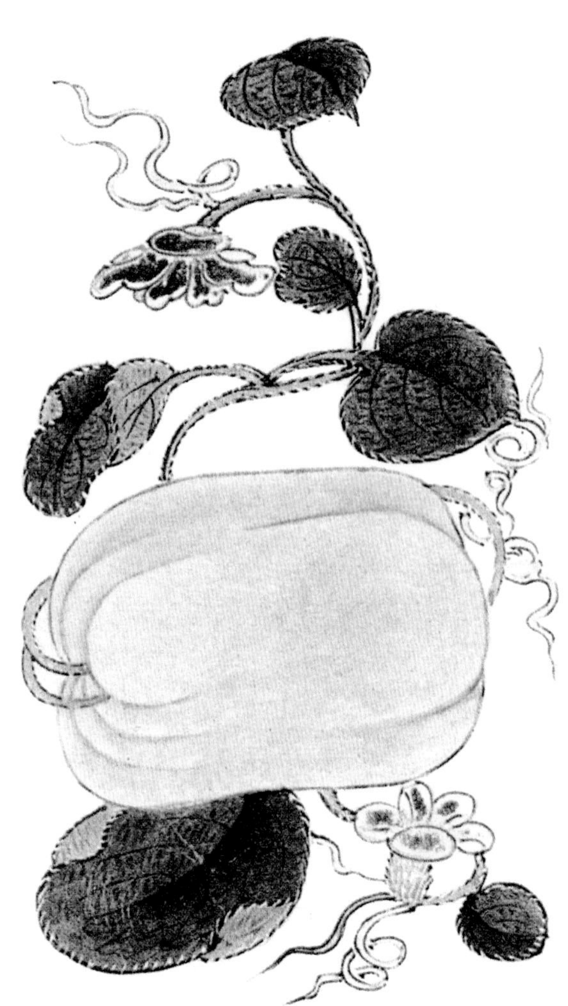

冬瓜蘸雪未为淡，
匠者三文淡最幽。

——《颂古三首·其一》

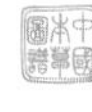

小满

唯一不含脂肪的瓜菜

解 冬瓜是一种药食两用的蔬菜。在民间，通常用冬瓜来调理肺热咳嗽、暑热烦闷、痔疮、肾炎等。冬瓜是唯一一种不含脂肪的瓜菜，它含有的丙醇二酸能抑制糖类物质转化为脂肪，而且利尿，所以冬瓜是减肥的不二选择，又被称为『减肥瓜』。

「原典」

冬瓜味甘微寒主除小腹水脹利小便止渴益氣耐老除滿去頭面熱熱者食之佳冷者食之瘦又煉五臟以其下氣也欲輕健者食之欲肥胖者勿食

冬瓜，味甘，微寒。主除小腹水胀，利小便，止渴，益气，耐老，除满，去头面热。热者食之佳，冷者食之瘦。又炼五脏，以其下气也。欲轻健者食之，欲肥胖者勿食。

枇杷

小满。果类

深山老去惜年华，况对东溪野枇杷。

——《山枇杷》

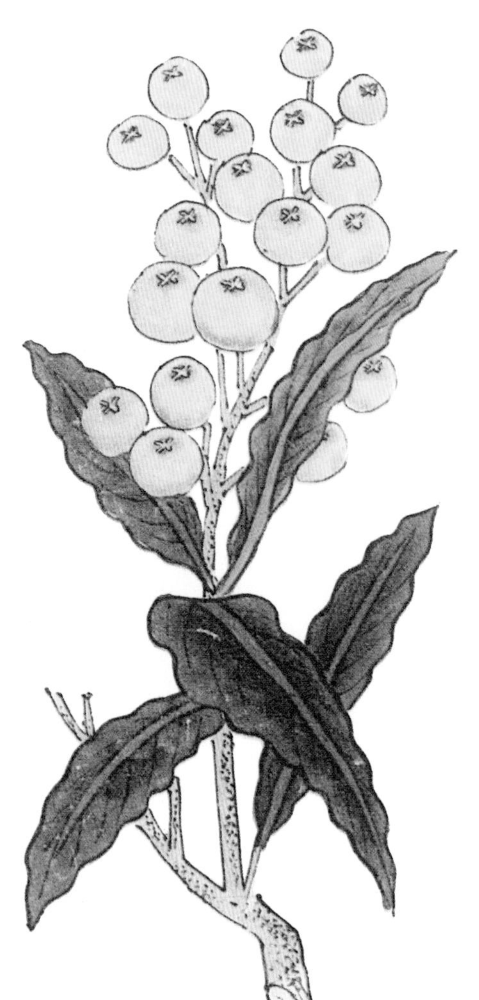

小满

果中之皇

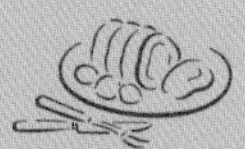

解 枇杷秋日养蕾，冬天开花，春来结果，夏初成熟，是唯一具备四时之气的水果。枇杷果肉柔软多汁，酸甜适中，被誉为『果中之皇』。枇杷能祛痰止咳，生津润肺，清热利尿，还有保护视力，保护皮肤健康，促进儿童身体发育等功效。

「原典」

枇杷味甘酸寒無毒利五臟潤肺下氣止嘔止渴多食發痰熱不可與炙肉麵同食令人發黄病葉味苦氣平無毒拂去毛用主卒嘔啘不止不下食治肺熱久嗽并渴疾又療婦人產後口乾其木白皮亦主吐逆不下食

枇杷，味甘、酸，寒，无毒。利五脏，润肺下气，止呕止渴。多食发痰热。不可与炙肉、面同食，令人发黄病。叶味苦，气平，无毒。拂去毛用。主卒呕啘不止，不下食，治肺热久嗽并渴疾，又疗妇人产后口干。其木白皮，亦主吐逆不下食。

芒种

一候螳螂生。二候鵙始鸣。三候反舌无声

夏

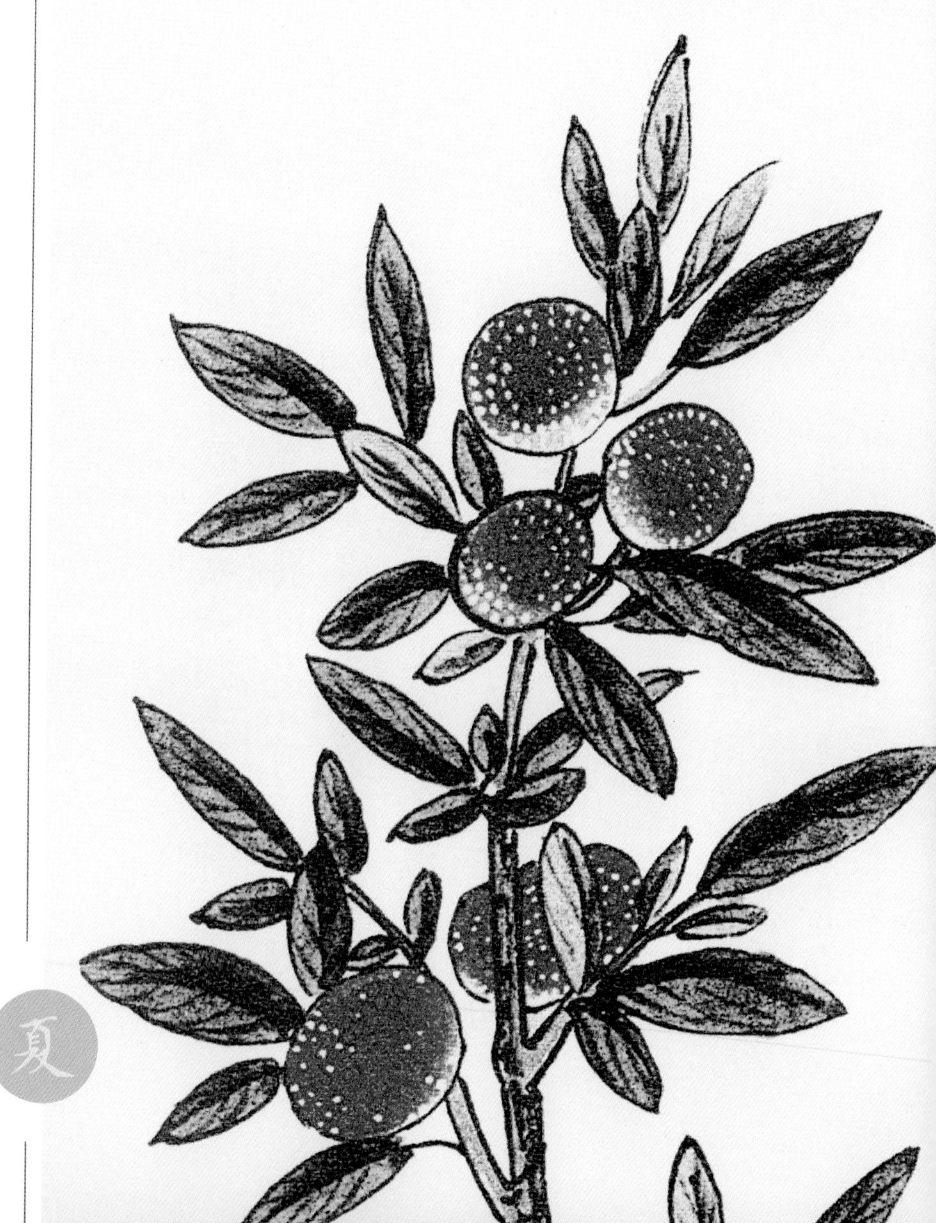

粟米

。谷类

米粒较大、颜色均匀的才是优质小米

粟米去壳后就是小米。

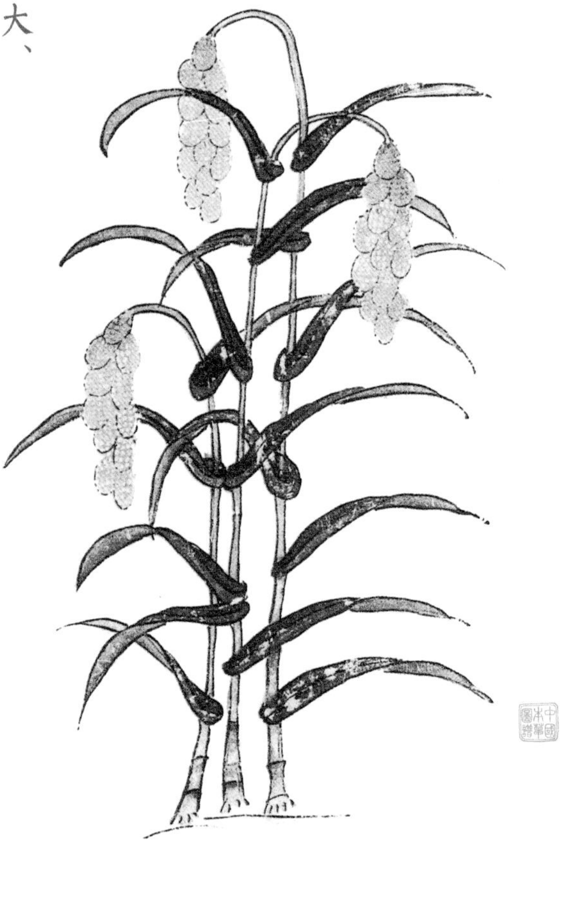

解 粟米去壳后就是小米，是我国北方地区的主粮之一。小米是由野生的狗尾草选育驯化的，现在世界各地的小米都是从我国流传出去的。优质小米米粒比较大，颜色均匀，呈乳白色、黄色或金黄色，很有光泽。中国北方许多妇女生育后，会用小米加红糖来调理身体。

芒种

粟米味鹹氣微寒無毒主養腎氣去脾胃熱益氣陳者味苦主胃熱消渴利小便止痢壓丹石毒解小麥毒煑粥性暖

小麦

芒种。谷类

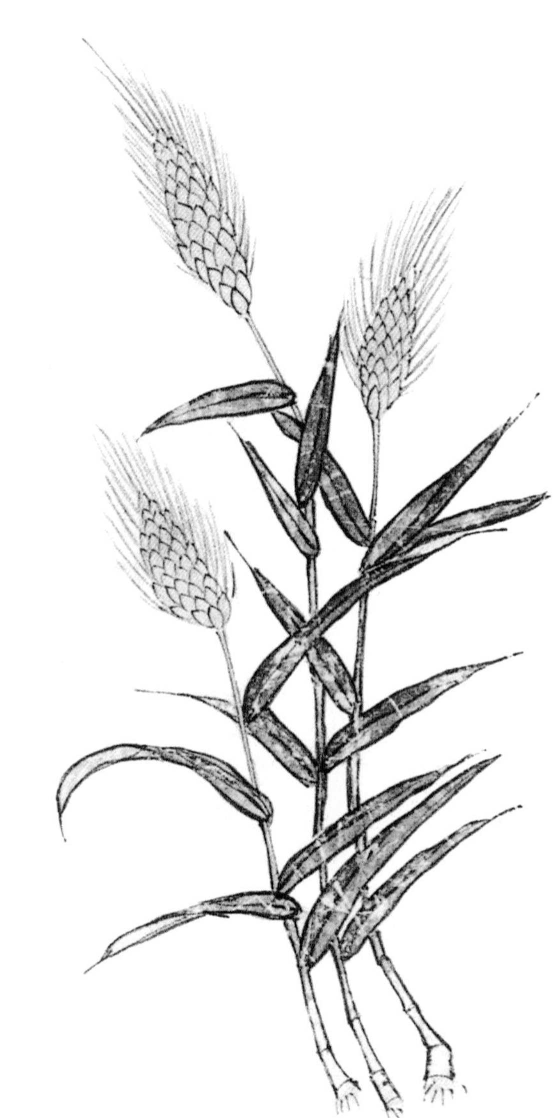

夜来南风起，
小麦覆陇黄。

——《观刈麦》

芒种

北方人民的主食

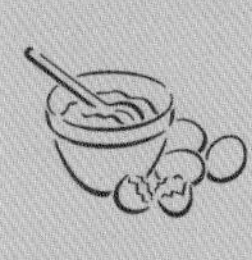

解 小麦是我国北方人民的主食，自古就是滋养人体的重要食物。吃全麦可以缓解女性更年期综合征，还特别适合心血不足、失眠多梦、心悸不安的人。

「原典」

小麥味甘微寒無毒除熱止燥渴咽乾利小便養肝氣止漏血唾血秋種冬長春秀夏實具四時之氣為五穀之貴有地暖春種夏收者氣不足有小毒麪味甘温補虛養氣實膚體厚五臟腸胃強氣力然性擁熱少動風氣不可與菜同食蘿蔔能解麪毒同食最宜

小麦，味甘，微寒，无毒。除热，止燥渴、咽干，利小便，养肝气，止漏血、唾血。秋种冬长，春秀夏实，具四时之气，为五谷之贵有。地暖，春种夏收者，气不足，有小毒。面味甘、温，补虚，养气。实肤体，厚五脏肠胃，强气力。然性壅热，少动风气，不可与菜同食。萝卜能解面毒，同食最宜。

大麦

芒种。谷类

大麦未收治圃晚，
小蚕犹卧斫桑稀。

——《旱晴至报恩山寺》

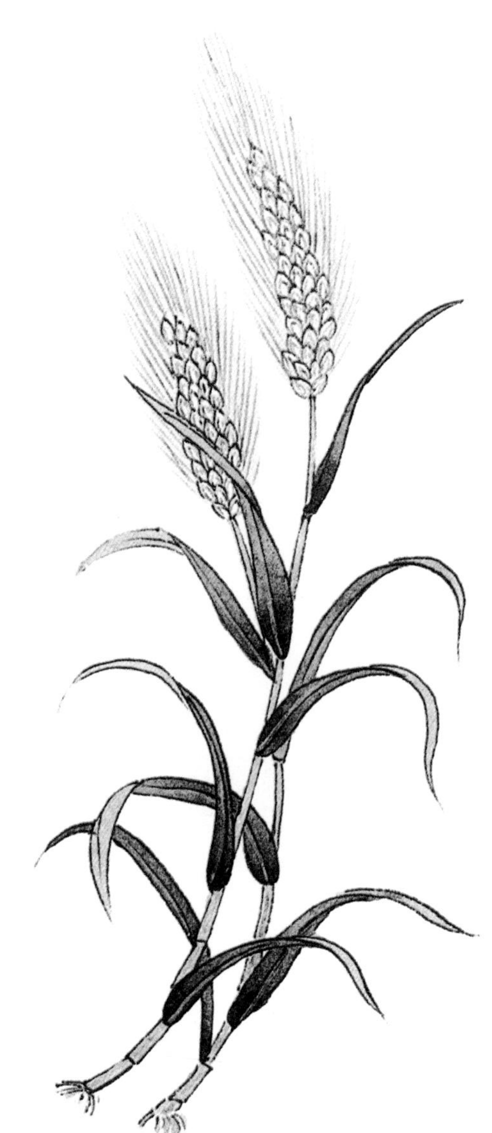

芒种

流传五千年的粮食作物

解 大麦是一种古老的农作物。据考证，早在新石器时代，古羌族就已经在黄河上游开始栽培大麦了，距今有五千年的历史。大麦的适应能力特别强，早熟、耐旱、耐盐、耐低温等，因此被广泛种植。此外，大麦芽可以被加工熬炼成麦芽糖，还是制造啤酒的主要原料。

「原典」

大麥味鹹甘溫微寒無毒主消渴除熱益氣調中又云令人多熱為五穀長平胃消食療脹暴食亦作脚軟以其下氣也久食甚宜人頭髮不白補虛勞壯血脉益顏色實五臟止洩令人肥白滑肌

大麦，味咸甘，温，微寒，无毒。主消渴，除热，益气调中。又云，令人多热。为五谷长，平胃消食，疗胀。暴食亦似脚软，以其下气也。久食甚宜人，头发不白，补虚劳，壮血脉，益颜色，实五脏，止泄，令人肥白滑肌。

紫苏

芒种。菜类

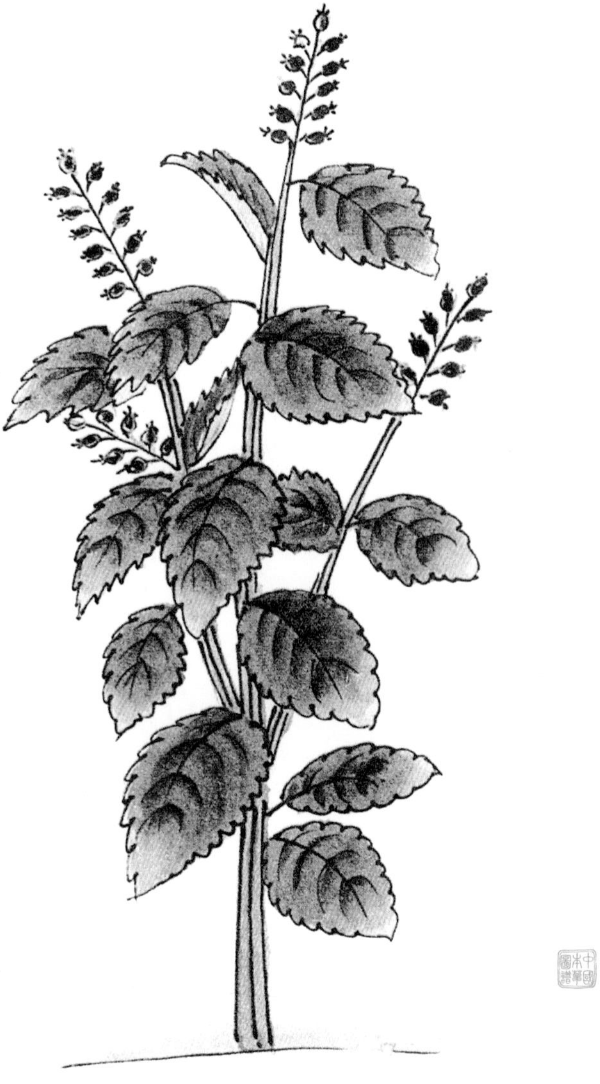

紫苏品之中，功具神农述。

——《紫苏》

芒种

解蟹毒的良药

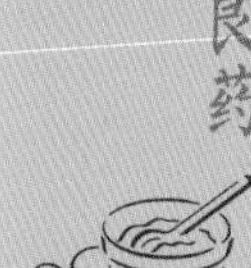

解 紫苏也叫鸡苏，可以通大小肠，开胃助消化，把紫苏煮水喝，可以解蟹毒。紫苏子还能润心肺，化痰气。紫苏含有大量草酸，草酸遇到钙和锌就会生成草酸钙和草酸锌，如果在人体沉积过多，会影响人体的消化系统和造血功能。

「原典」

紫蘇味辛甘氣温主下氣除寒中觧肌發表通心經治心腹脹滿開胃下食止脚氣通大小腸煑汁飲之治蟹毒子尤良主肺氣喘急欬逆潤心肺消痰氣腰脚中濕風結氣調中下氣止霍亂嘔吐反胃利大小便破癥結消五膈

紫苏，味辛、甘，气温。主下气，除寒中，解肌发表，通心经，治心腹胀满，开胃下食，止脚气，通大小肠。煮汁饮之，治蟹毒。子尤良，主肺气喘、急咳逆，润心肺，消痰气，腰脚中湿风结气，调中下气，止霍乱、呕吐反胃，利大小便，破症结，消五膈。

桑葚

芒种。果类

黄栗留鸣桑葚美，
紫樱桃熟麦风凉。

——《再至汝阴三绝·其一》

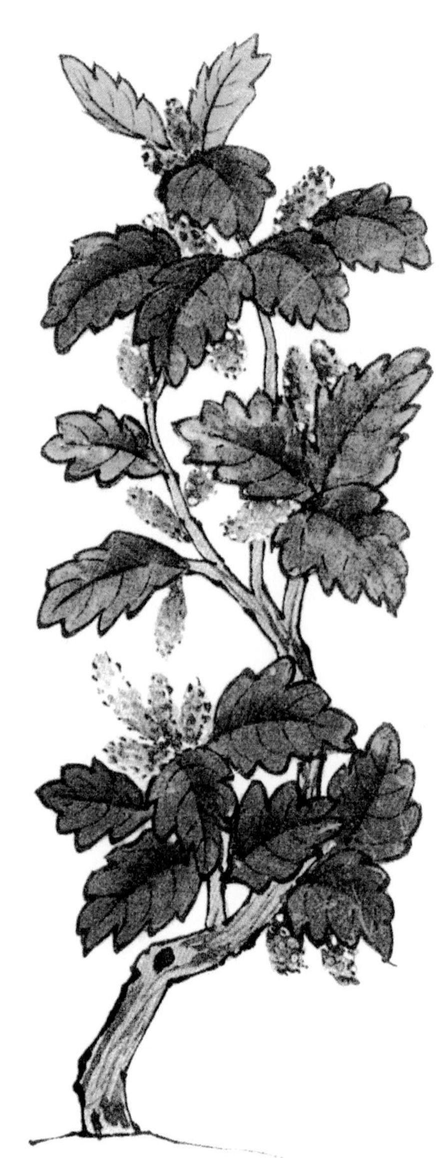

芒种

滋阴补血的民间圣果

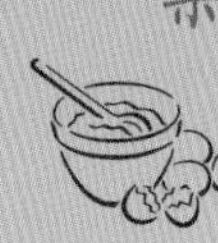

解 桑葚是桑树的果实，被称为『民间圣果』，早在两千多年前，桑葚就是皇帝的御用补品。桑葚中含有丰富的活性蛋白，能显著提高人体免疫力，还有延缓衰老、美容养颜的功效，被医学界誉为『21世纪的最佳保健果品』。

「原典」

桑椹味甘寒主消渴或暴乾和蜜食之令人聰明安魂鎮神不可與小兒食令心寒詩註言鳩食椹多則致醉物類之相制也有如此夫

桑椹（葚），味甘，寒。主消渴。或暴干和蜜食之，令人聪明，安魂镇神。不可与小儿食，令心寒。《诗》注言：『鸠食椹多则致醉。物类之相制也有如此夫。』

杨梅

芒种。果类

冬花采卢橘，夏果摘杨梅。

——《登粤王台》

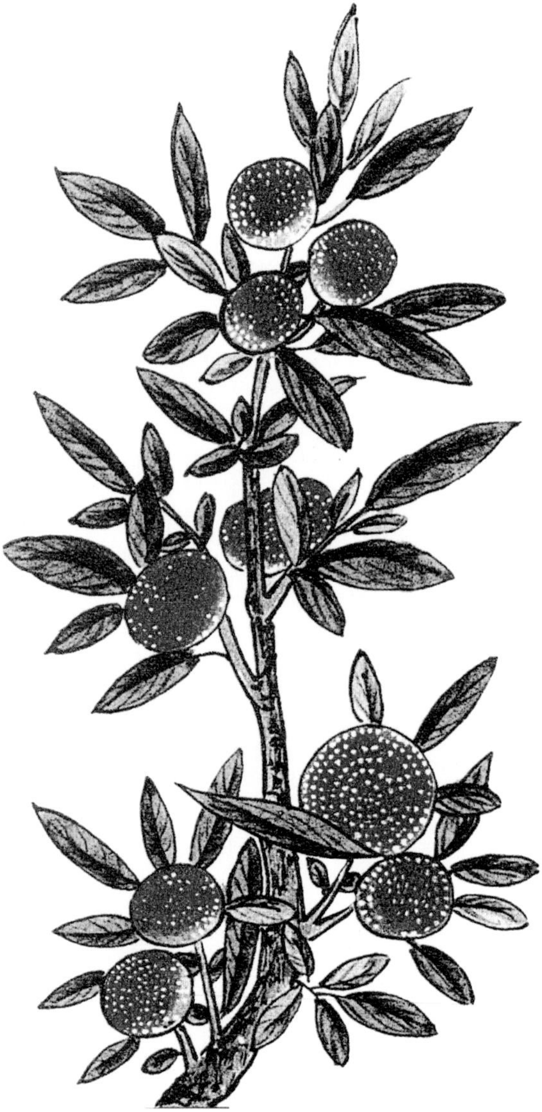

初疑一颗值千金

解 杨梅是我国南方的特色水果之一，有『初疑一颗值千金』的美称，又有『果中玛瑙』的美誉。杨梅能开胃生津，消食解暑，还能阻止体内的糖向脂肪转化，有利于减肥。但杨梅不可多吃，否则容易损伤牙齿，还会让人发热、生痰。

「原典」

楊梅味酸溫無毒去痰去嘔消食下酒和五臟除煩憤惡氣甚能止痢多食令人發熱亦能損齒及筋骨也

杨梅，味酸，温，无毒。去痰去呕，消食下酒，和五脏，除烦愤恶气，甚能止痢。多食令人发热，亦能损齿及筋骨也。

杏

芒种。果类

条桑腊月下，种杏春风前。

——《奉送六舅归陆浑》

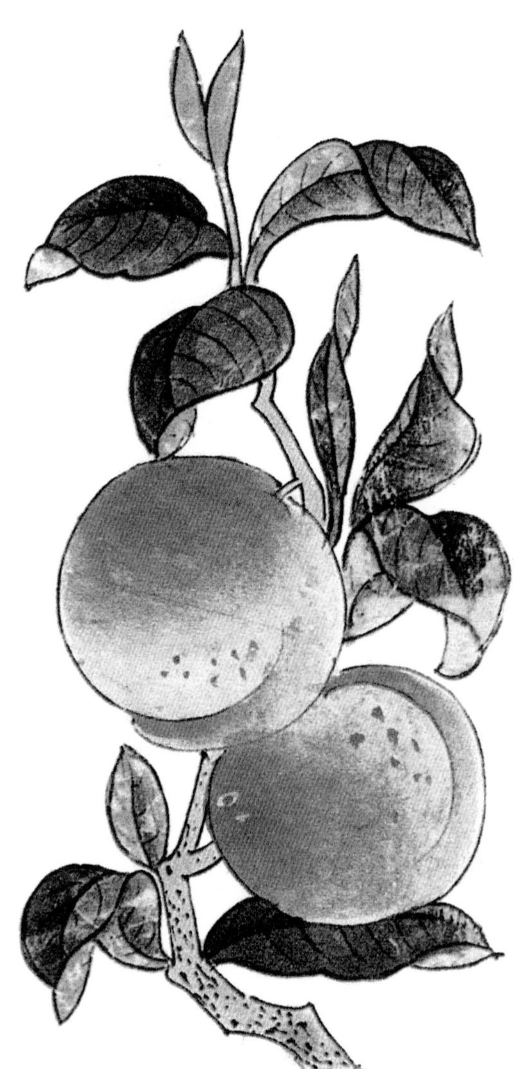

杏种

好吃却不可多吃

解 杏好吃，而且营养丰富，含有多种有机成分和人体必需的维生素等，是滋补佳品。杏虽好，但过量食用会伤及筋骨，影响视力，所以不宜多吃。

「原典」

杏味甘酸熱有毒多食傷筋骨傷神盲目小兒尤不可食致瘍癰及上膈熱仁味甘苦氣温有小毒入手太陰經主欬逆上氣雷鳴喉痺下氣定喘潤心肺散肺經風寒咳嗽消心下急滿痛散結潤燥產乳金瘡寒心奔豚等疾丹溪云性熱因寒者可用

杏，味甘、酸，热，有毒。多食伤筋骨，伤神，盲目。小儿尤不可食，致疡痈及上膈热。仁味甘苦，气温，有小毒，入手太阴经。主咳逆，上气雷鸣，喉痹，下气定喘，润心肺，散肺经风寒咳嗽，消心下急满痛，散结润燥，产乳金疮、寒心奔豚等疾。丹溪云：『性热，因寒者可用。』

夏至

一候鹿角解。二候蝉始鸣。三候半夏生

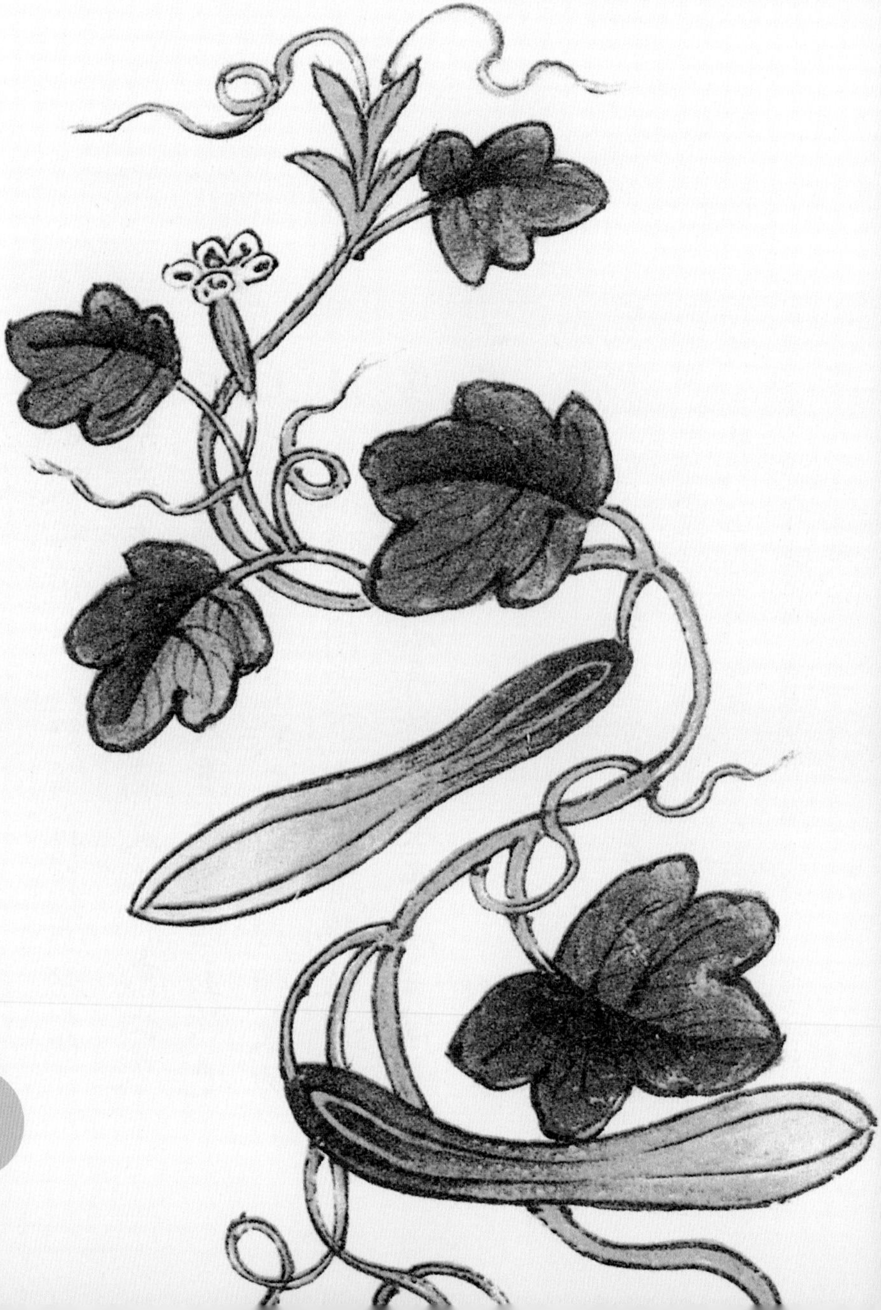

[illegible]葵味酸寒無毒主滑中散熱子主悦澤人面人被犬咬食此菜終身不差

落葵

菜类 让人面色红润的木耳菜

落葵也叫木耳菜、胭脂菜、紫角叶。

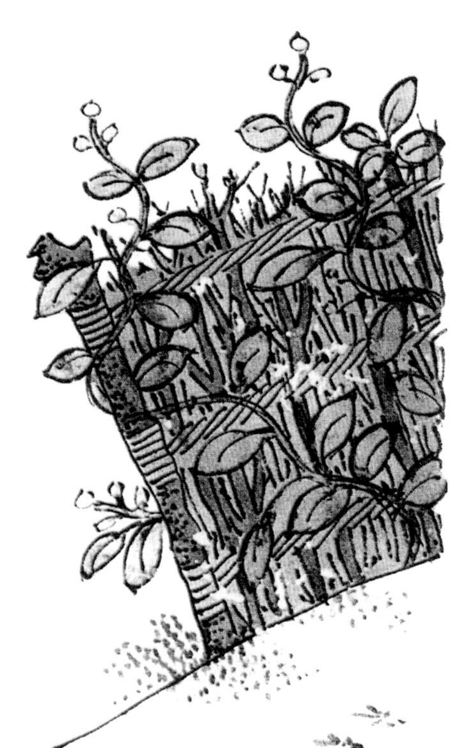

解 落葵也叫木耳菜、胭脂菜、紫角叶。落葵能润泽人的肌肤，让人面色红润。

蕹菜

夏至。菜类

蕹菜也叫空心菜、通心菜。

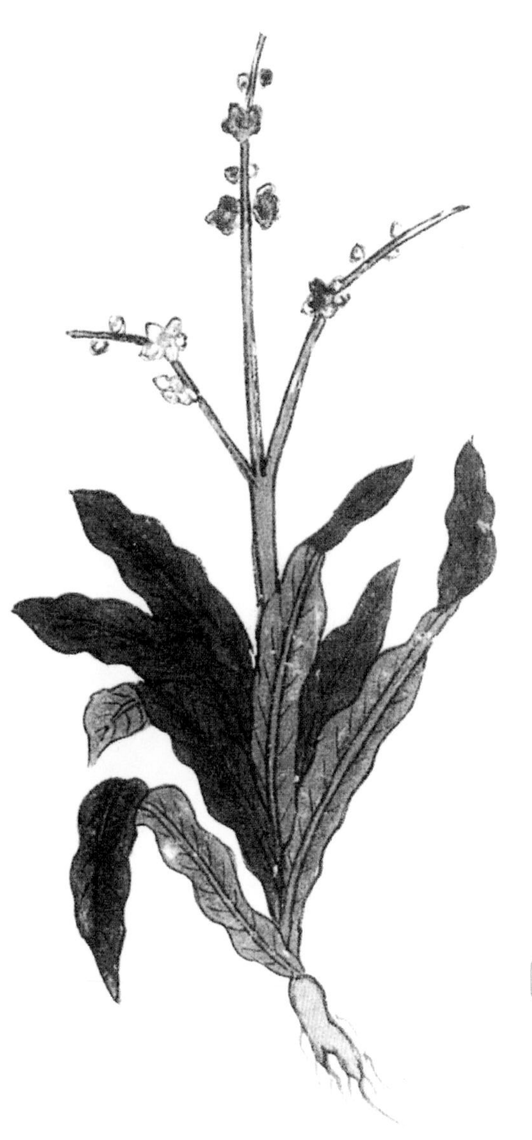

蒿蓬杂毒草，蕹闇恶木俱。

——《种菜》

夏至

味道鲜美的空心菜

解 蕹菜也叫空心菜、通心菜，它的嫩茎和叶子都可以用来炒菜或做汤。空心菜中的粗纤维能促进体内有毒物质排出，可以杀菌消炎。它含有的维生素和胡萝卜素有助于增强体质，防病抗病。空心菜中的叶绿素还有『绿色精灵』的美称，历来被认为是美容佳品。

「原典」

蕹菜味甘平無毒蔓生花白摘其苗以土壅之即活與野葛相伏取汁滴野葛即死張司空云魏武帝敢野葛至尺許應是先食此菜無害也一名甕菜

蕹菜，味甘，平，无毒。蔓生花白，摘其苗以土壅之即活。与野葛相伏，取汁滴野葛即死。张司空云：『魏武帝啖野葛至尺许。』应是先食此菜无害也。一名瓮菜。

甜瓜

夏至。果类

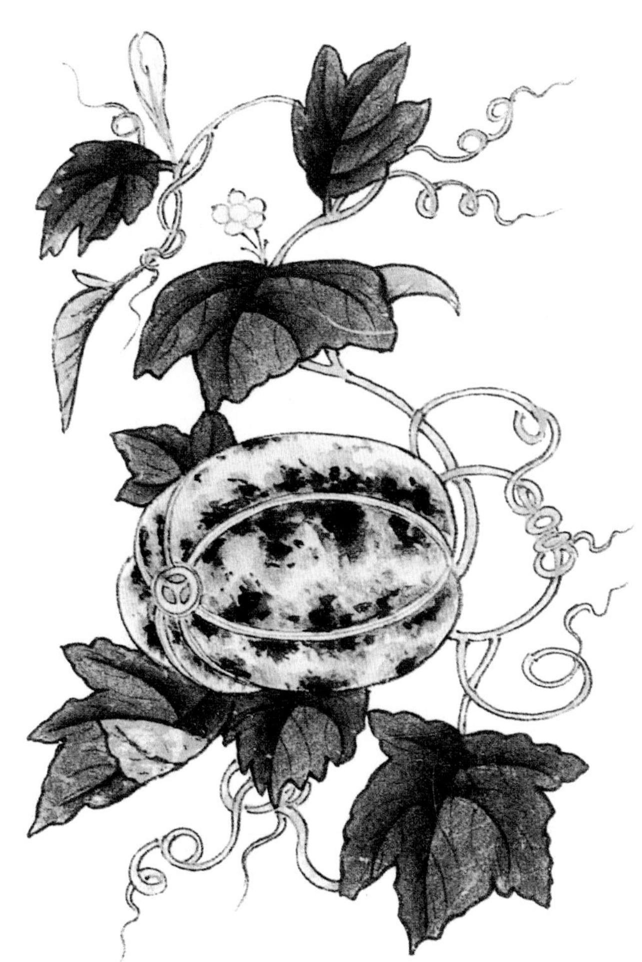

甜瓜彻蒂甜，
苦瓠连根苦。

——《颂古六首·其三》

夏至

生津止渴的瓜果

解 甜瓜也叫香瓜、甘瓜，是夏季消暑的水果。甜瓜营养丰富，能补充人体所需的能量和营养素。多吃甜瓜，有利于人体心脏、肝脏及肠道系统的活动，能促进内分泌和造血机能。

「原典」

甜瓜寒無毒少食止渴除煩熱利小便通三焦壅塞氣夏月不中暑氣兼主口鼻瘡多食令陰下濕痒生瘡動宿冷病并虛熱手腳無力破腹落水沉者雙頂雙蒂者皆有毒切不可食

甜瓜，寒，无毒。少食止渴，除烦热，利小便，通三焦壅塞气，夏月不中暑气，兼主口鼻疮。多食令阴下湿痒生疮，动宿冷病，并虚热，手脚无力。破腹落水沉者，双顶双蒂者，皆有毒，切不可食。

黄瓜

夏至。菜类

黄瓜翠苣最相宜，
上市登盘四月时。

——《新蔬》

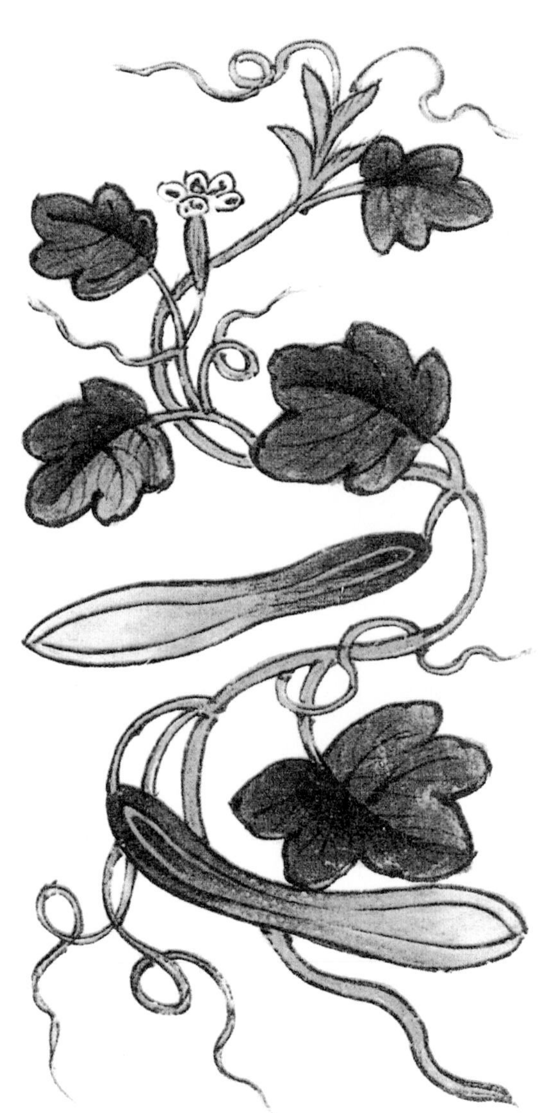

夏至

减肥美容的不二选择

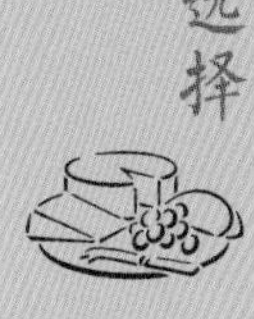

解 黄瓜也叫胡瓜，它的含水量很高，吃起来清脆爽口、鲜嫩宜人。黄瓜中含有丰富的蛋白质、脂肪、糖类、维生素及微量元素，黄瓜中的纤维素能促进肠道蠕动，改善人体新陈代谢。黄瓜尾含有较多的苦味素，有抗癌的作用，所以不要把黄瓜尾全部去掉。

「原典」

黄瓜味甘寒、有毒不可多食動寒熱多瘧疾發百病積瘀熱發疰氣令人虛熱上逆、發脚氣瘡疥不益人小兒尤忌滑中生疳蟲不可與醋同食

黄瓜，味甘，寒，有毒。不可多食，动寒热，多疟疾，发百病，积瘀热，发疰气，令人虚热上逆，发脚气疮疥，不益人。小儿尤忌，滑中生疳虫。不可与醋同食。

丝瓜

夏至。菜类

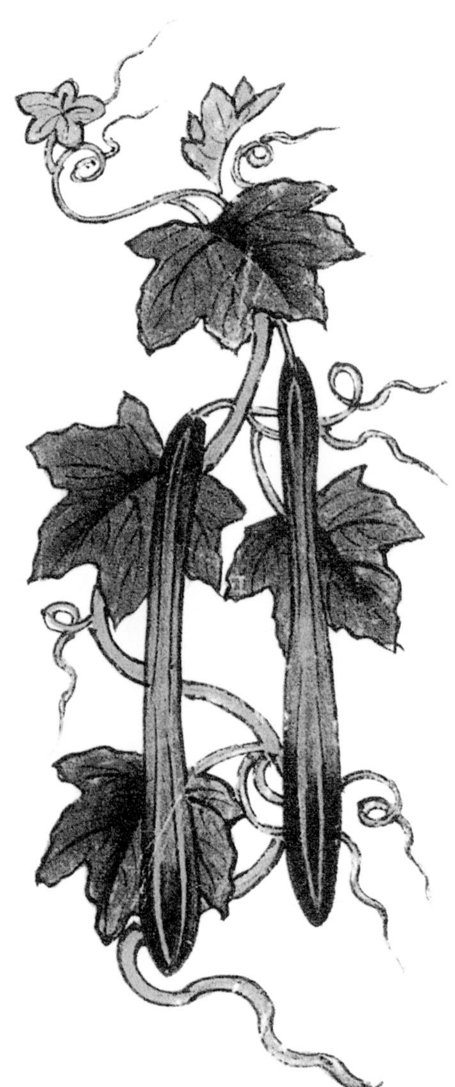

数日雨晴秋草长，丝瓜沿上瓦墙生。

——《丝瓜》

夏至

美容祛皱的美人水

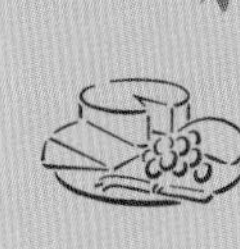

解

丝瓜也叫吊瓜，它全身都能入药。丝瓜中的维生素含量较高，能促进大脑发育。丝瓜藤中的汁液能增强皮肤弹性，美容祛皱，有『美人水』之称。丝瓜络可以通经络，还能用来清洗餐具。

「原典」

絲瓜本草諸書無考惟豆瘡及脚癰方燒灰用之此其性冷解毒粥鍋內煑熟薑醋食同雞鴨猪肉炒食佳枯者去皮及子用瓤滌器

丝瓜，《本草》诸书无考，惟痘疮及脚痈方烧灰用之，此其性冷解毒。粥，锅内煮熟，姜醋食，同鸡、鸭、猪肉炒食佳。枯者去皮及子，用瓤涤器。

无花果

夏至。果类

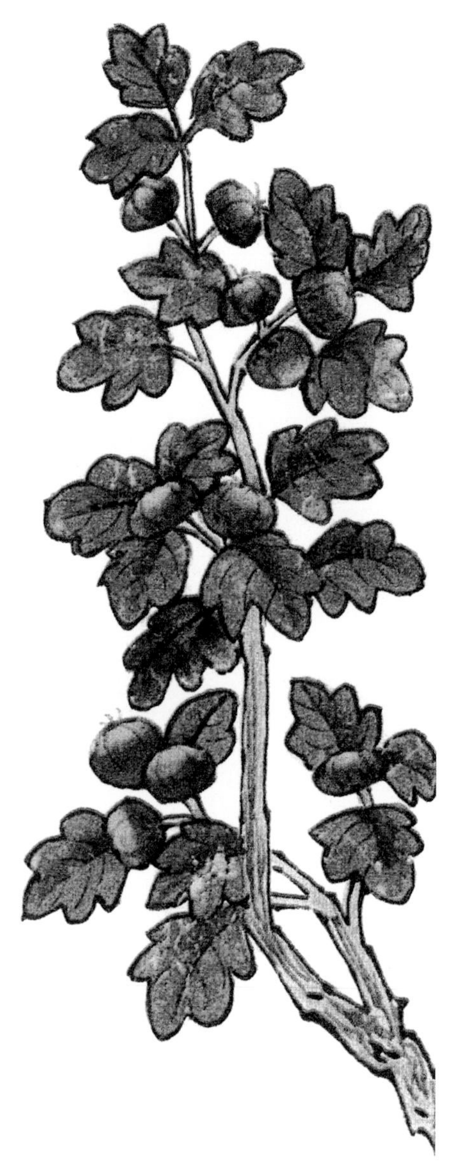

风前一树无花果，
烁烁凭谁证旧因。
——《友寤堂兄失恋拟七律三首权助诗兴·其三》

夏至

可以消除疲劳的水果

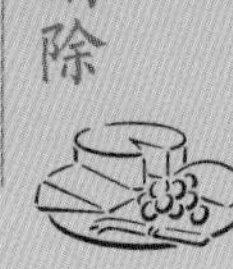

解 无花果是人类最早栽培的果树树种之一，它含有丰富的氨基酸，对消除疲劳、恢复体力有很好的作用。无花果富含食物纤维，能净化肠道，排出致癌物质。

「原典」

無花果味甘開胃止洩痢色如青李而稍長

无花果，味甘。开胃止泄痢。色如青李而稍长。

庵罗果

夏至。果类

庵罗果又叫香盖。

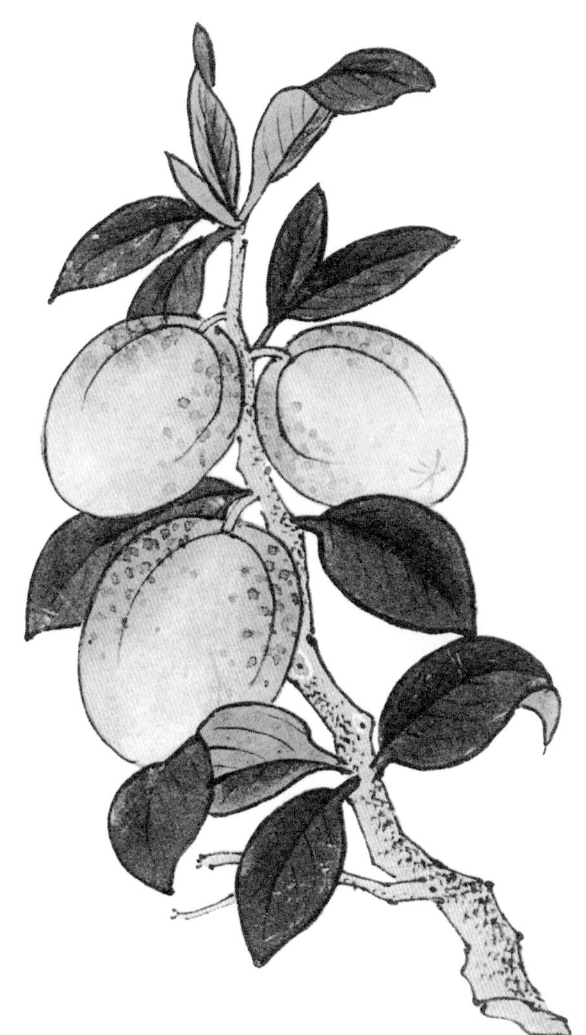

闻有庵罗果，
清甘若个先。

——《蜜罗柑》

夏至

叶子像茶叶，
形状像梨的果类

解 庵罗果又叫香盖，叶子像茶叶，形状像北梨，煎水喝可以止渴，经常吃可以让人不饥。

「原典」

菴羅果味甘温食之止渴動風氣時疟及飽食後不可食又不可與大蒜辛物同食令人患黄病樹生状似林檎

庵罗果，味甘，温。食之止渴，动风气，时疟及饱食后不可食。又不可与大蒜辛物同食，令人患黄病。树生，状似林檎。

小暑

一候温风至。二候蟋蟀居宇。三候鹰始蛰

夏

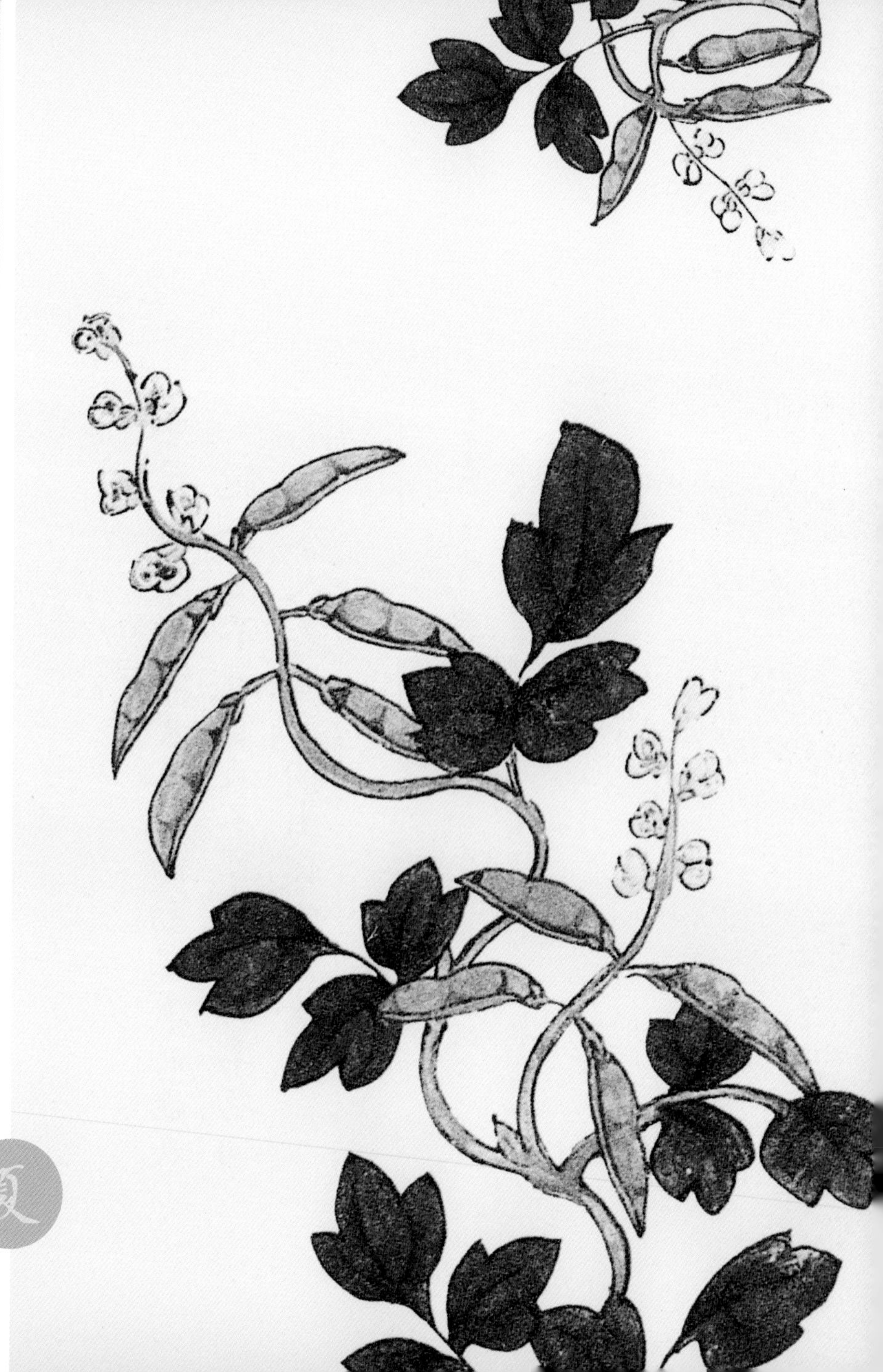

小暑

生熟湯味鹹無毒熬盐投中飲之吐宿食毒惡物消氣臚脹亦主痰瘧調中消食又人大醉及食瓜果過度以生熟湯浸身湯皆為酒及瓜果氣味

生熟汤

。水类

可以帮助消化，调理呕吐

把生水和开水合在一起就是生熟汤，现在的人把它叫作阴阳水。

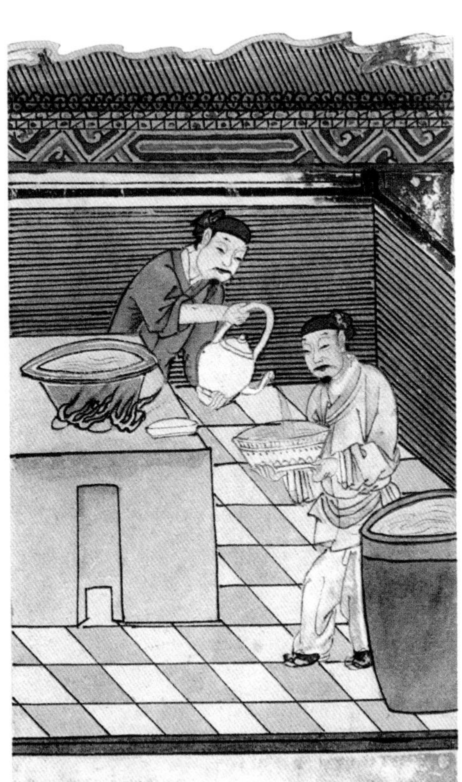

解

把生水和开水合在一起就是生熟汤，现在的人把它叫作阴阳水。生熟汤可以调中消食，水中加盐，对于因痰疟和有毒食物积在腹中引起的呕吐也有调理作用。喝酒过度的时候，用生熟汤洗浴，可以快速醒酒。

浆水

小暑。水类

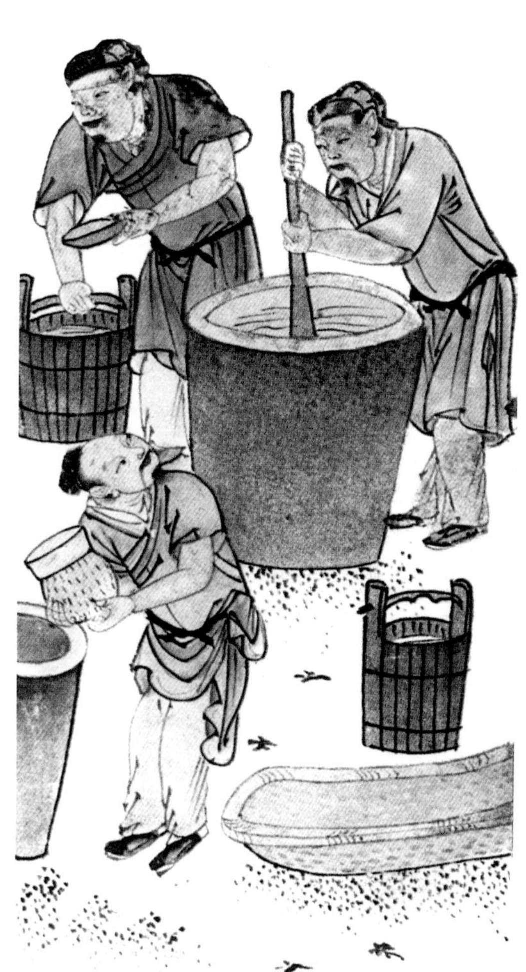

人家山涧隈，往觅浆水迟。

——《和萧天叙山行》

小暑

消除积滞，解除烦渴

解　现在的浆水是用包菜或芹菜等作为原料，在沸水中烫一下，然后加酵母发酵而成。味道微酸，能直接饮用。我国陕甘宁地区还有特色小吃——浆水面，相传该名是由汉高祖刘邦与萧何在此吃面时所起，现在已经成为这些地区夏季消暑的必备品。

「原典」

漿水或粟米或倉米飲釀成者味甘酸微温無毒調中引氣宣和強力通關開胃止霍亂泄痢消宿食解煩去睡止嘔白膚體似氷者至冷妊娠忌食不可同李子食令吐痢

浆水，或粟米，或仓米，饮酿成者。味甘、酸，微温，无毒。调中，引气，宣和，强力通关，开胃，止霍乱、泄痢，消宿食，解烦，去睡，止呕，白肤体似水者至冷。妊娠忌食。不可同李子食，令吐痢。

扁豆

小暑。谷类

天老匏瓜种，
霜轻扁豆藤。

——《秋圃》

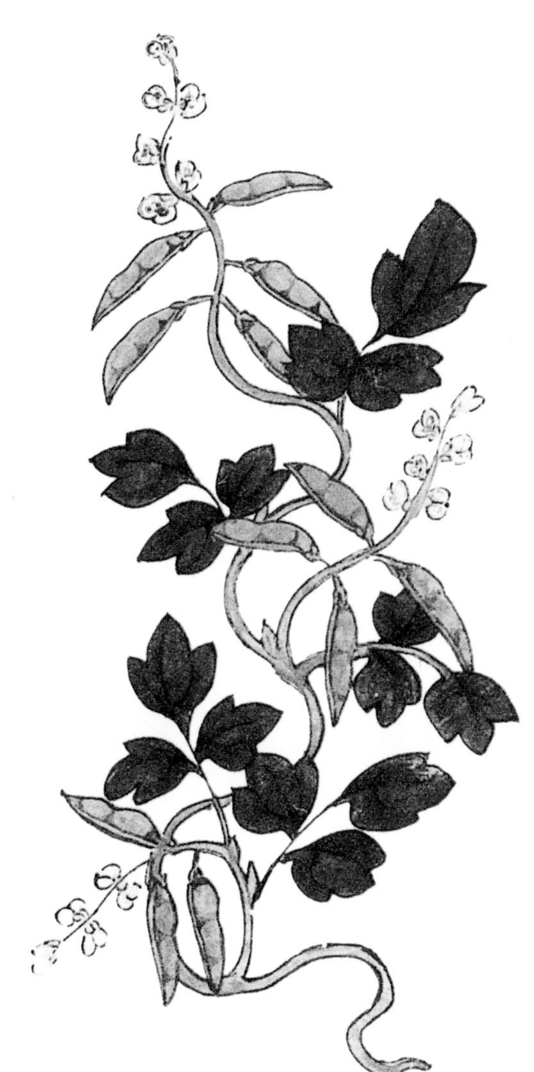

小暑

绝对不能生吃的豆子

解 扁豆分为白扁豆、黑扁豆、青扁豆、紫扁豆四种。扁豆嫩荚是种蔬菜，种子可入药。扁豆含有丰富的蛋白质、脂肪、碳水化合物、叶酸等，非常适合脾虚便溏、饮食减少的人食用。但扁豆含有毒蛋白、凝集素和能引发溶血症的皂素，所以一定要煮熟后才能食用。

「原典」

藊豆味甘氣微溫主和中下氣治霍亂吐痢不止殺一切草木及酒毒生嚼及煎湯服亦解河豚毒葉主霍亂花主女子赤白下乾末米飲和服之有黑白二種黑者少冷入藥俱用白者患寒熱病及患冷氣人不可食

扁豆，味甘，气微温。主和中下气，治霍乱、吐痢不止，杀一切草木及酒毒。生嚼及煎汤服，亦解河豚毒。叶主霍乱，花主女子赤白下，干末，米饮和服之。有黑白二种，黑者少冷，入药俱用白者，患寒热病及患冷气人不可食。

白苣

小暑。菜类

白苣就是我们常吃的生菜。

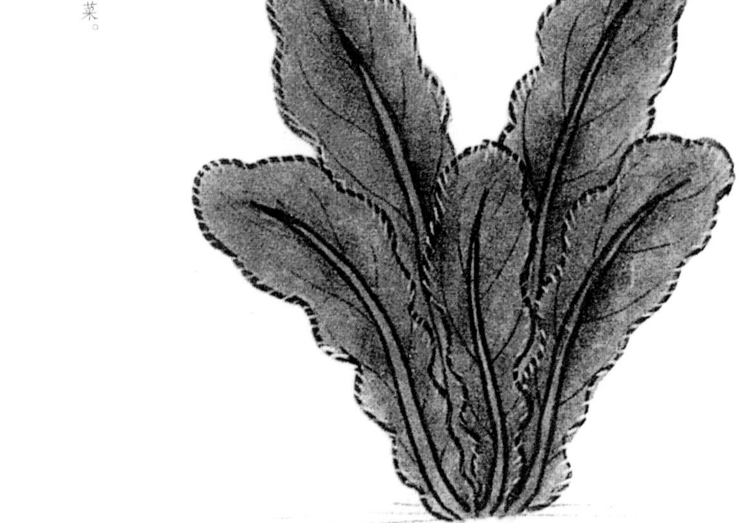

解渴黄粱粥，
尝新白苣齑。

——《雨中作》

小暑

减肥生菜

解 白苣就是我们常吃的生菜，清脆可口，深受人们的喜爱。生菜中的膳食纤维和维生素比白菜多，还有消除脂肪的作用，所以又叫『减肥生菜』。

「原典」

白苣味苦寒一云平補筋骨利五臟開胸膈擁氣通經絡止脾氣令人齒白聰明少睡可常食産後不可食令人寒中小腸痛患冷人食即冷腹葉心抽薹名萵筍或淹或糟曝乾食之甚佳一種萵苣一種苦苣治丁腫諸痢

白苣，味苦，寒。一云，平补筋骨，利五脏，开胸膈拥气，通经络，止脾气，令人齿白，聪明少睡，可常食。产后不可食，令人寒中小肠痛。患冷，人食即冷腹。叶心抽薹名莴笋，或淹或糟，曝干食之甚佳。一种莴苣，一种苦苣，治疗肿诸痢。

西瓜

小暑。果类

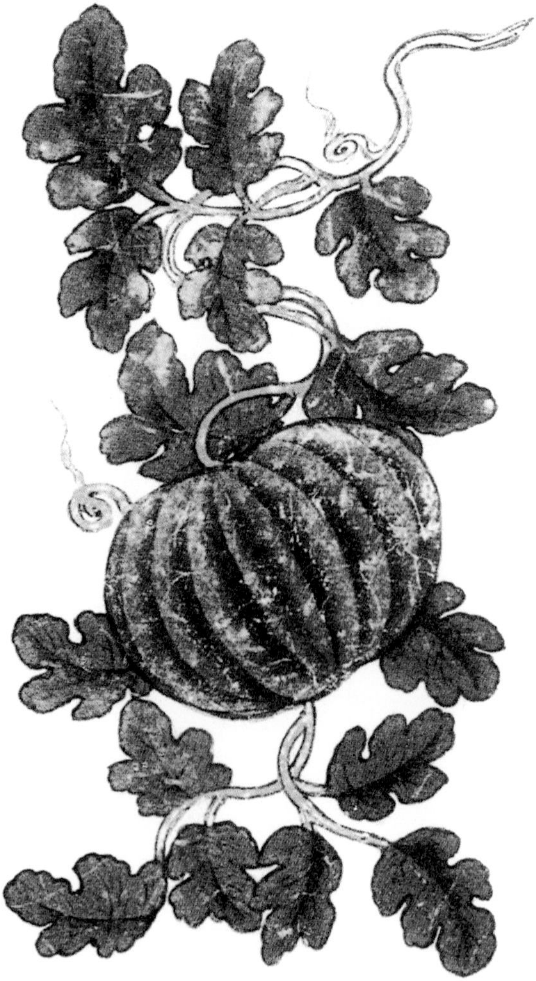

碧蔓凌霜卧软沙，
年来处处食西瓜。

——《西瓜园》

小暑

天生白虎汤

解 西瓜口感甘甜，是消暑解渴的不二选择，有『天生白虎汤』之称。西瓜还能开胃，利尿，帮助消化，促进新陈代谢等。经常吃西瓜，能降低血压和胆固醇，软化血管，还能增加皮肤弹性，减少皱纹。西瓜升糖指数高，糖尿病患者禁食。

「原典」

西瓜味淡甘寒壓煩熱消暑毒療喉痺有天生白虎湯之號多食作泄痢與油餅之類同食損胃一種名楊溪瓜秋生冬熟形略長匾而大瓤色臙紅味勝西瓜可留至次年夏間或曰是異人所遺之種也

西瓜，味淡甘，寒。压烦热，消暑毒，疗喉痹，有天生白虎汤之号。多食作泄痢，与油饼之类同食损胃。一种名杨溪瓜，秋生冬熟，形略长扁而大，瓤色胭红，味胜西瓜，可留至次年夏间，或曰是异人所遗之种也。

桃

小暑。果类

桃子压枝桐叶老，连绵风雨作愁霖。

——《秋雨二首·其一》

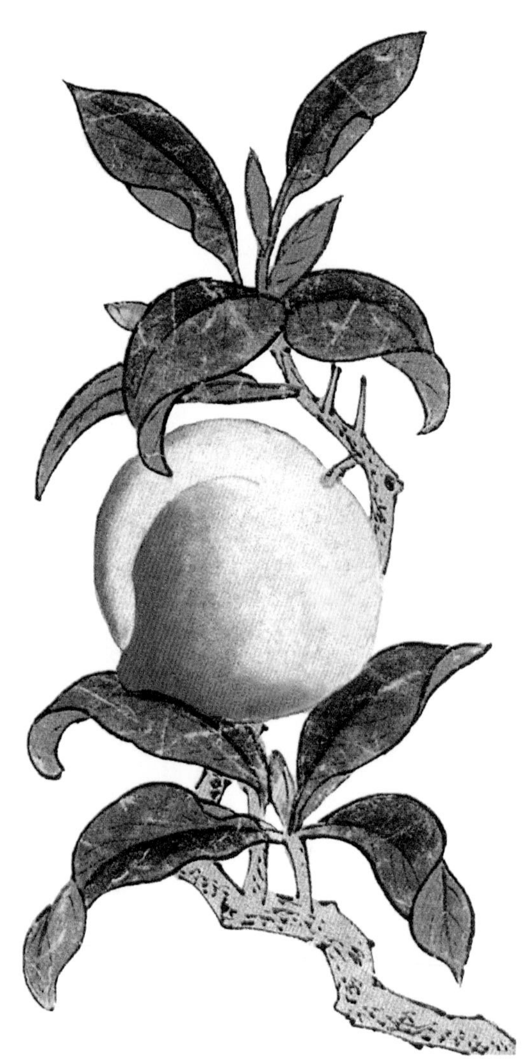

小暑

健康长寿的象征

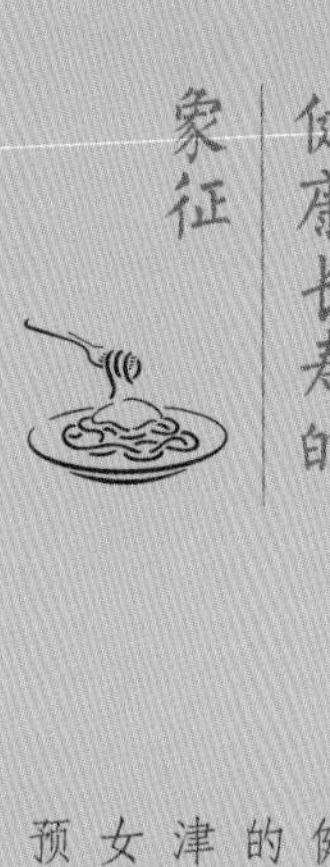

解 桃子营养丰富，果形美观，肉质甜美，还是人见人爱的吉祥物，它象征健康、长寿，所以有『仙桃』『寿桃』的称号。桃子可以补中益气、养阴生津、润肠通便，经常用来调理便秘、女性痛经等。桃子的含铁量高，可以预防缺铁性贫血。

「原典」

桃味甘酸熱微毒益色辟邪發丹石毒多食令人忌食又不可與鱉同食食之浴水成淋病其類甚多仁味苦甘氣平苦重於甘陰中陽也無毒入手足厥陰經主瘀血血閉血結血燥癥瘕邪氣殺小蟲通潤大便除卒暴擊血通月水止痛

桃，味甘、酸，热，微毒。益色辟邪，发丹石毒。多食令人忌食。又不可与鳖同食，食之浴水，成淋病。其类甚多。仁味苦甘，气平，苦重于甘，阴中阳也，无毒，入手足厥阴经。主瘀血血闭，血结血燥，癥瘕邪气，杀小虫，通润大便，除卒暴击血，通月水，止痛。

大蒜

小暑。菜类

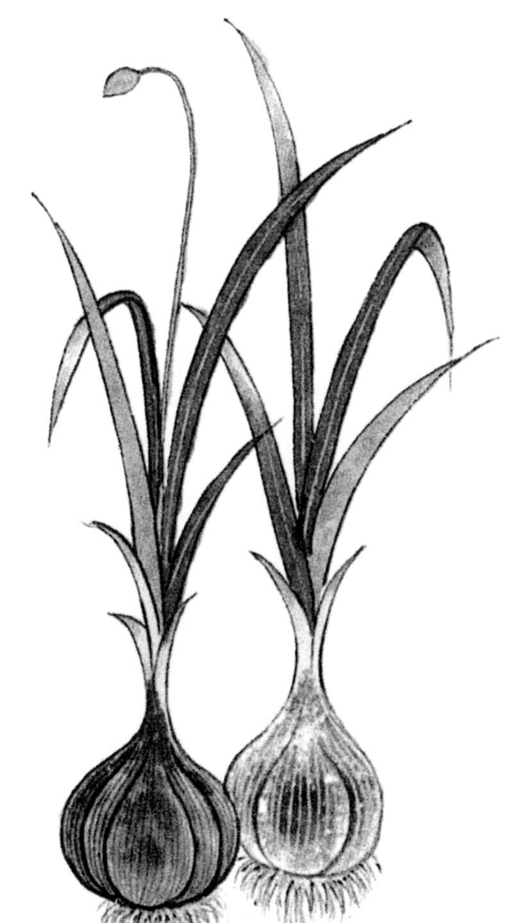

毛卉袭衣服，蒜薤为馨香。

——《细君》

小暑

虽然味道冲，但可以杀菌解毒

解 大蒜是我们厨房常见的味类，虽然味道有点冲，但它用在菜或肉中，能增加风味。大蒜可以祛除风邪，杀菌解毒，还能助消化，健脾胃，很多人夏天做凉拌菜都要用到大蒜。注意：生食或久食大蒜容易损伤肝气，不利于视力。

「原典」

大蒜味辛氣温有毒屬火主散癰腫䘌瘡除風邪殺毒氣消食下氣健胃善化肉行濕破冷氣爛痃癖辟温疫氣瘴氣伏邪惡蠱毒蛇蟲溪毒治中暑毒霍亂轉筋腹痛爛嚼温水送之又鼻衄不止搗碎塗脚心止即拂去醋浸經年者良

大蒜，味辛，气温，有毒，属火。主散痈肿䘌疮，除风邪，杀毒气，消食下气，健胃，善化肉行湿，破冷气，烂痃癖，辟温疫气、瘴气、伏邪、恶蛊、毒蛇虫、溪毒。治中暑毒、霍乱转筋、腹痛，烂嚼温水送之。又鼻衄不止，捣碎涂脚心，止即拂去。醋浸经年者良。

大暑

一候腐草为萤。二候土润溽暑。三候大雨时行

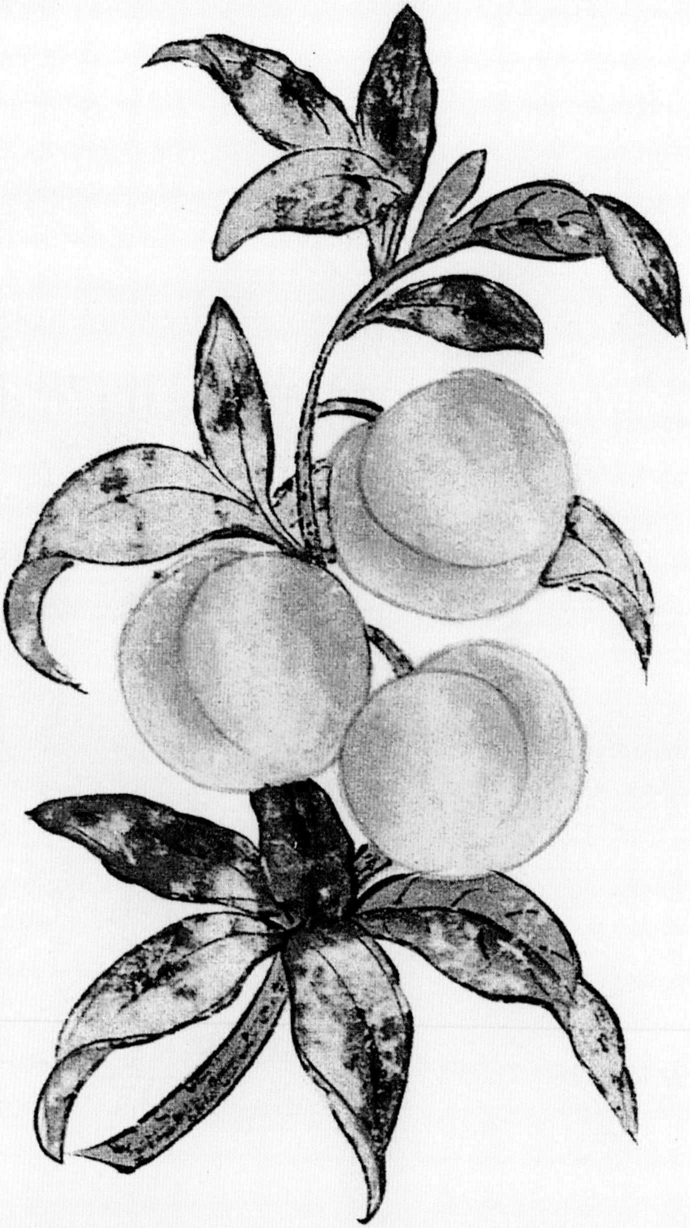

夏

大暑

井水新汲即用利人療病平旦第一汲者為井華水又與諸水不同凡井水有遠從地脉來者為上有從近處江河中滲来者欠佳

井水

水类

一定要净化以后才能喝的水

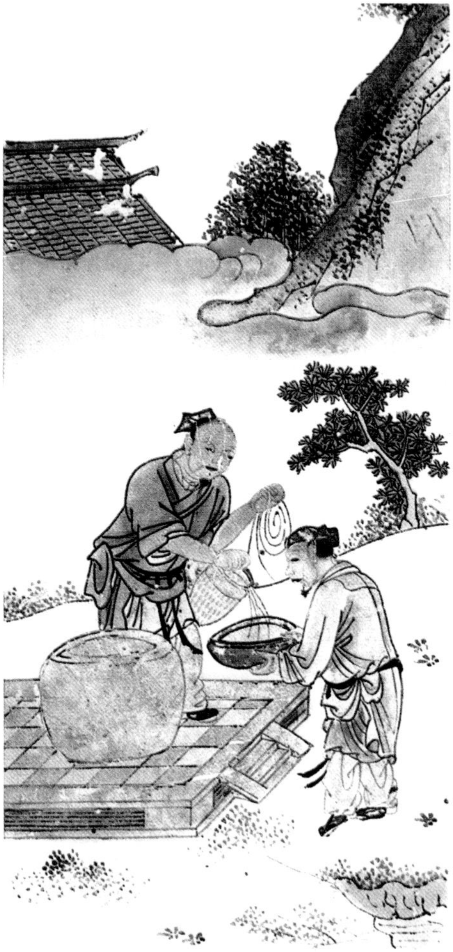

解

井水有益人体健康，还能治疗一些疾病。但现代社会，由于各种污染，饮用井水前一定要消毒、净化。

豌豆

大暑。谷类

况此刲秫岂能足，
杂以豌豆调陈麸。

——《刍车吟》

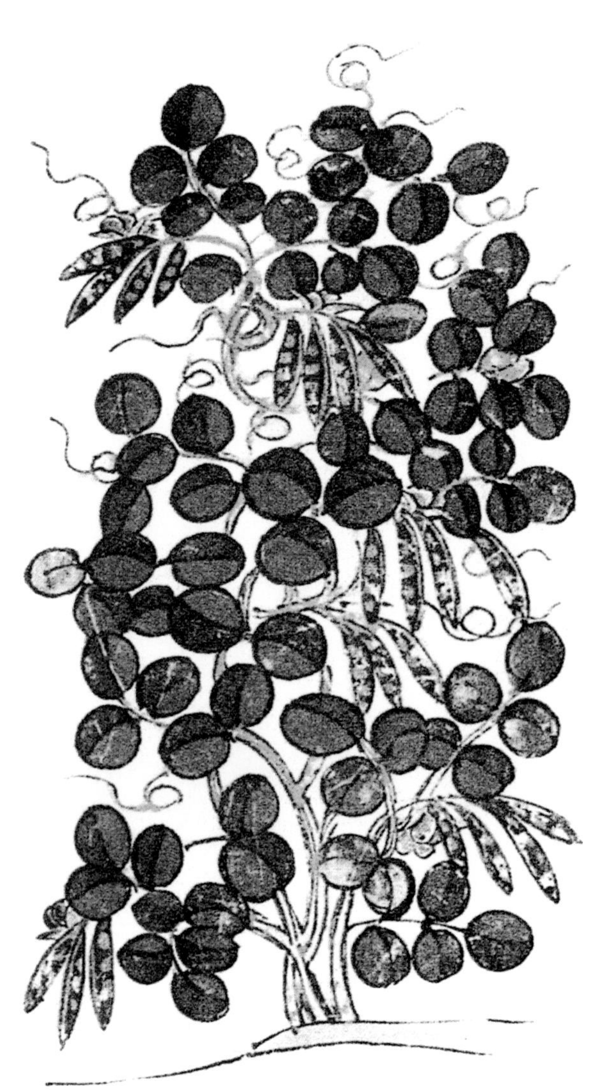

大暑

能提高人体抗病能力和康复能力的豆子

解 豌豆富含人体所需的各种营养物质，尤其是优质蛋白质，可以提高人体的抗病能力和康复能力。豌豆中所含的胡萝卜素和酶还可以防止人体致癌物质的形成，豌豆中的粗纤维，还能促进大肠蠕动。注意：豌豆不易消化，所以不宜长期大量使用。

「原典」

豌豆味甘平無毒調順榮衛益中平氣又云發氣疾

豌豆，味甘，平，无毒，调顺荣卫，益中平气。又云，发气疾。

李

大暑。果类

王瓜未赤方牵蔓，李子才青已近樽。

——《醉中和王平甫》

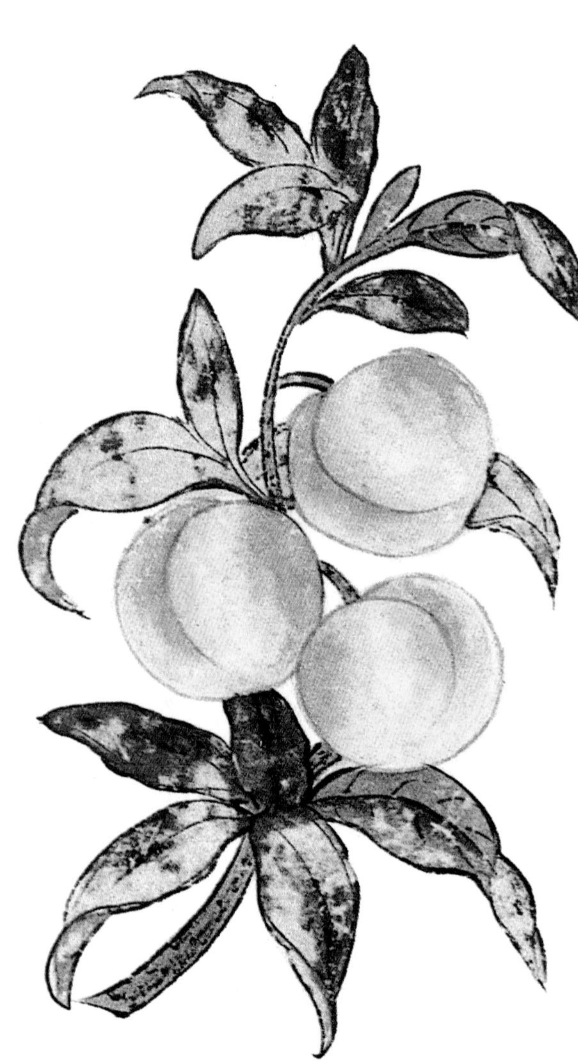

大暑

李子虽好，但不能多吃

解　李子能促进消化，增加食欲，核仁中的某些物质还能降压、镇咳。注意：李子含有的果酸过多，多吃容易伤脾胃。未成熟的李子有毒，千万不可食用。

「原典」

李味苦酸平温無毒除痼熱調中益氣不可多食令人虛熱不可與蜜及雀肉食損五臟種類甚多有綠李黃李紫李生李水李麥李赤李剥李房陵李朱仲李馬肝李牛心李朝天李臙脂李蜜李蠟李青葱李炭李道州李翠李十月李俱可食而不可多也

李，味苦、酸，平，温，无毒。除痼热，调中益气。不可多食，令人虚热。不可与蜜及雀肉食，损五脏。种类甚多，有绿李、黄李、紫李、生李、水李、麦李、赤李、剥李、房陵李、朱仲李、马肝李、牛心李、朝天李、胭脂李、蜜李、蜡李、青葱李、炭李、道州李、翠李、十月李，俱可食而不可多也。

薄荷

大暑。菜类

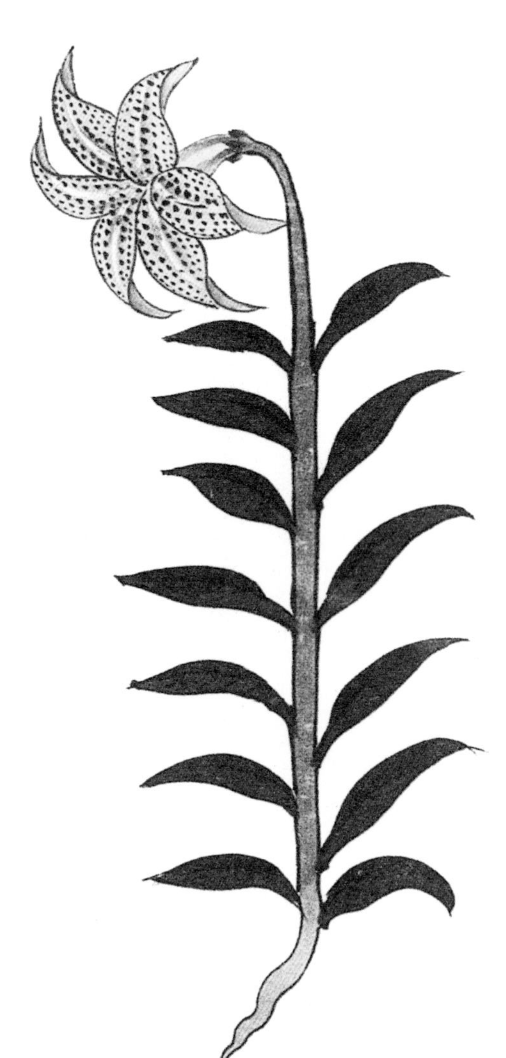

篱间薄荷堪谋醉，
何必区区慕细鳞。

——《失猫》

大暑

清心明目的眼睛草

解 薄荷叶又叫银丹草，可用于调理流行性感冒、头痛、目赤、咽喉痛等。平时喝薄荷茶可以清心明目。薄荷既可以作为调味剂，又可以作为香料，还能配酒、冲茶。薄荷性凉，脾胃虚寒、腹泻便溏的人不宜多用。

「原典」

薄荷味辛苦氣凉温無毒入手太陽經厥陰經主賊風傷寒發汗通利關節傷風頭腦風及小兒風涎驚風壯熱乃上行之藥能引諸藥入榮衛又主風氣壅併下氣消宿食惡氣心腹脹滿霍亂骨蒸勞熱

薄荷，味辛、苦，气凉温，无毒，入手太阳经、厥阴经。主贼风伤寒，发汗，通利关节，伤风，头脑风及小儿风涎，惊风壮热。乃上行之药，能引诸药入荣卫。又主风气壅并，下气，消宿食恶气、心腹胀满、霍乱、骨蒸劳热。

香薷

大暑。菜类

莲花十里香薷海，荡桨波心送六朝。

——《玄武湖绝句·其三》

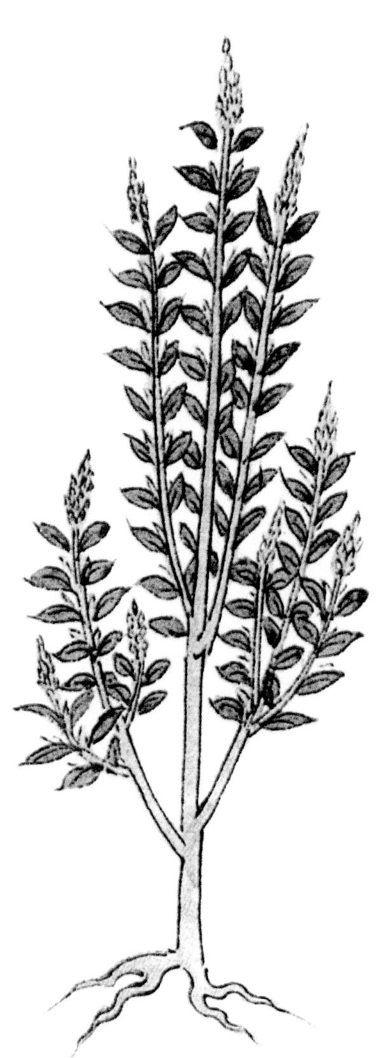

大暑

能解暑的香草

解 香薷是种香草，可以通利小便，消散水肿，还能调理口臭。古人在夏天的时候会将香薷煮水喝，能解暑，而且不生热病。

「原典」

香薷味辛氣微温無毒主霍亂腹痛吐下下氣除煩熱調中温味治傷暑利小便散水腫又治口氣人家暑月多煑以代茶可無熱病一種香菜味甘可食三月種之

香薷，味辛，气微温，无毒。主霍乱，腹痛吐下，下气，除烦热，调中温味，治伤暑，利小便，散水肿，又治口气。人家暑月多煮以代茶，可无热病。一种香菜，味甘可食，三月种之。

茄

大暑。菜类

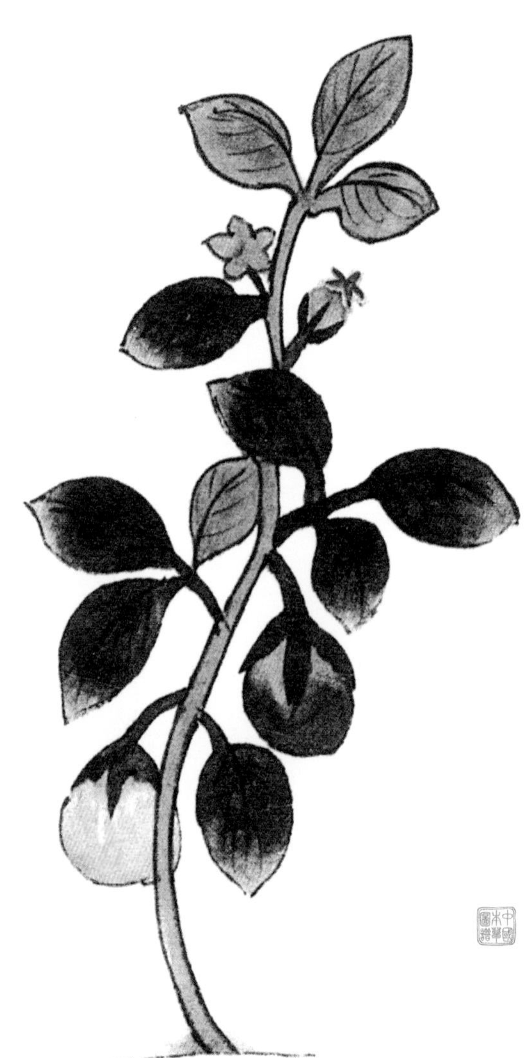

紫茄纷烂熳，绿芋郁参差。

——《行园诗》

大暑

能保护心血管的蔬菜

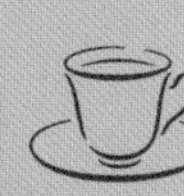

解 茄子含有丰富的维生素P，能增强毛细血管的弹性，保护心血管。茄子中的维生素E，有防止出血和抗衰老的功效。但茄子会引发疮痈及一些顽固性疾病，不建议多吃。

「原典」

茄味甘寒患冷人不可多食熟者少食無畏多食損人動氣發瘡及痼疾菜中惟此物無益丹溪謂茄屬土故泔而喜降火藥中用根煎湯洗足瘡蒂燒灰治口瘡甚效皆甘以緩火之意

茄，味甘，寒。患冷人不可多食，熟者少食无畏。多食损人，动气，发疮及痼疾，菜中惟此物无益。丹溪谓：『茄属土，故甘而喜降火，药中用根煎汤洗足疮，蒂烧灰治口疮，甚效。皆甘以缓火之意。』

椰子

大暑。果类

日南椰子树，香袅出风尘。

——《题椰子树》

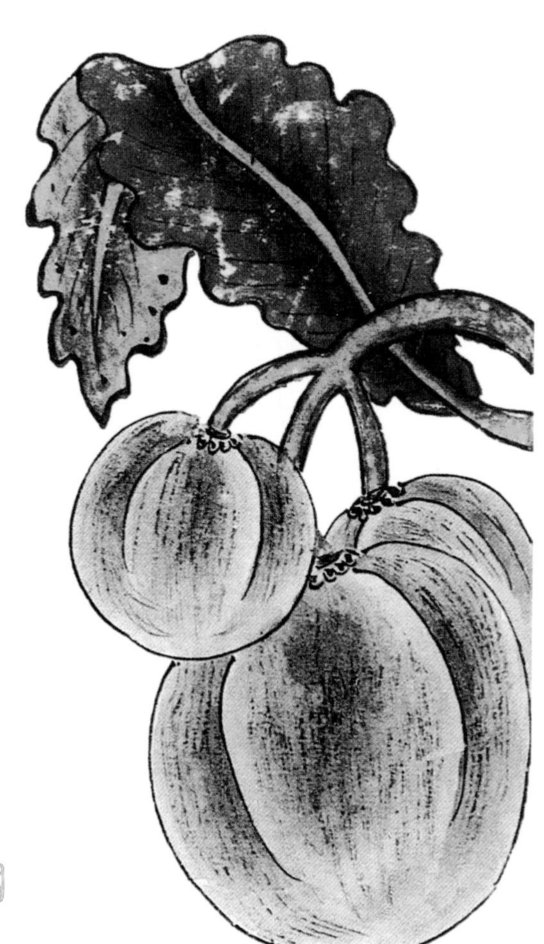

大暑

自然营养餐

解 椰子的营养价值很高，有『生命树』『宝树』之称。椰子中所含的蛋白质、脂肪比一般水果多很多，哪怕是单独的一颗椰子，也是一份很好的营养餐。注意：经常熬夜的人不适合吃椰子。

「原典」

椰子肉益氣治風漿似酒飲之不醉主消渴吐血水腫去風熱塗頭益髮令黑丹溪云椰子生海外極熱之地土人賴此解夏月毒渴天之生物各因其材多食氣動敎為酒器酒有毒則沸起令人或漆或相殊失其義

椰子肉，益气治风。浆似酒，饮之不醉。主消渴、吐血、水肿，去风热。涂头，益发令黑。丹溪云：『椰子生海外极热之地，土人赖此解夏月毒渴。天之生物，各因其材。』多食气动。壳为酒器，酒有毒则沸起，令人或漆或相，殊失其义。

立秋

一候凉风至。二候白露生。三候寒蝉鸣

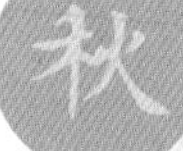

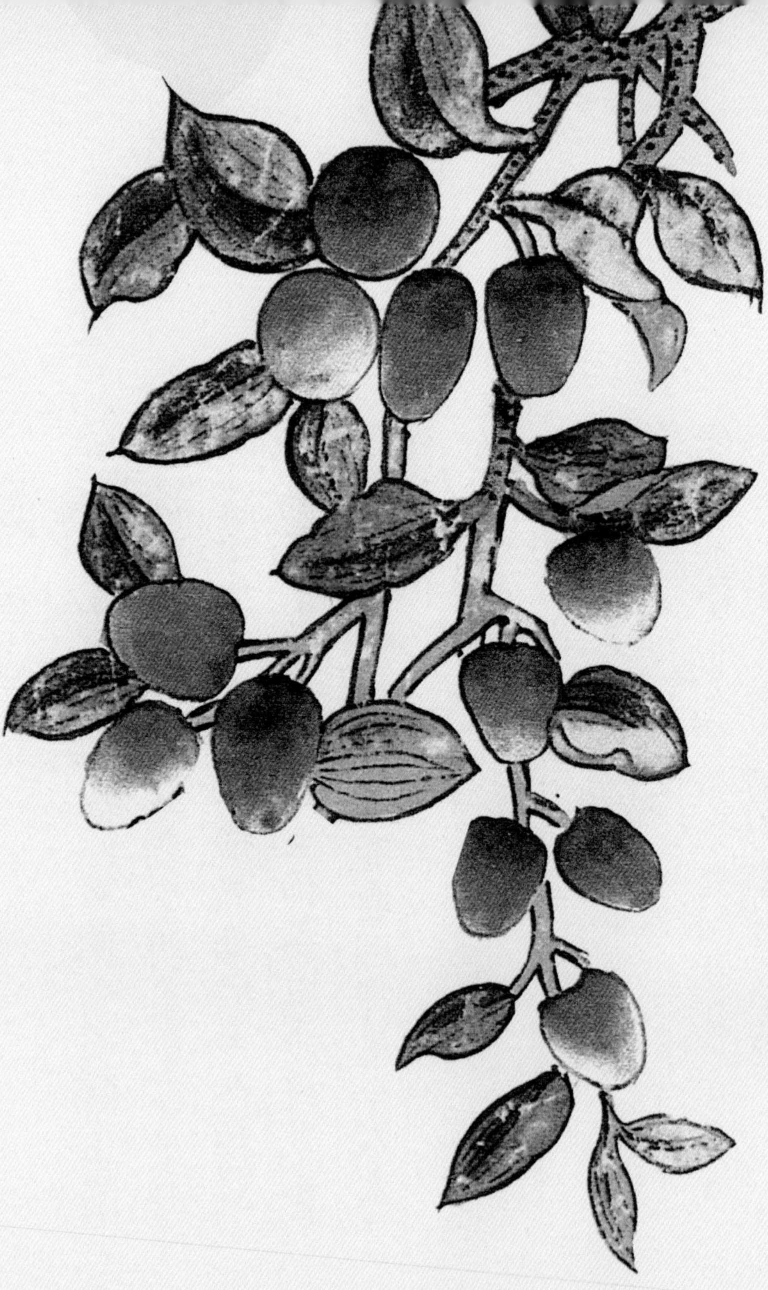

菉豆味甘寒無毒主治消渴丹毒煩熱風疹補益和五臟行經脉解食物諸藥毒發動風氣消腫下氣

绿豆

谷类

清热解毒的豆子

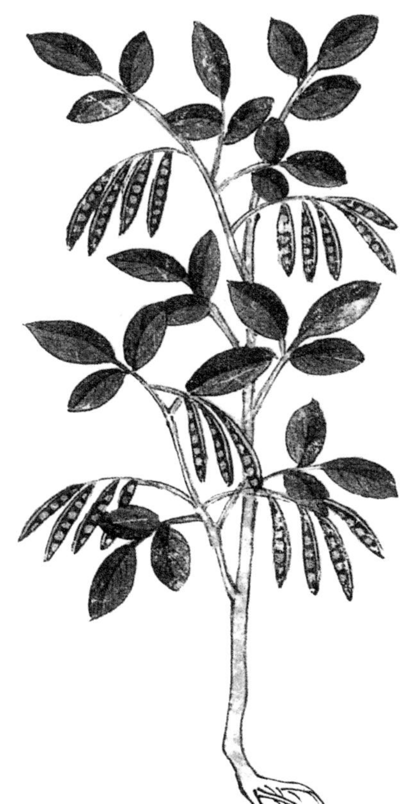

解

绿豆古名菉豆、植豆，是我国传统豆类食物，在全国各地都有种植。在夏天，人们通常会熬些绿豆汤来解暑消渴。绿豆汤还有清热解毒的功效，有利于排出体内的毒素，还能降低血压和胆固醇，是不可多得的一种粮食。

荇菜

立秋。菜类

荷梗白玉香，荇菜青丝脆。

——《夏日访友》

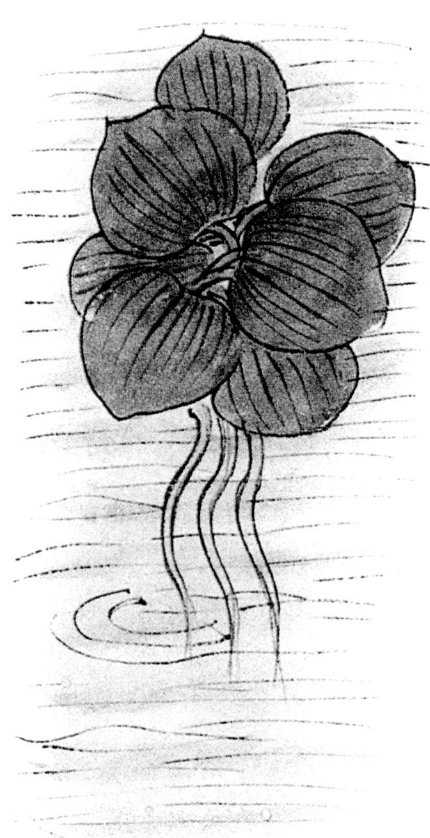

立秋

诗经中的菜

解 《诗经》中的『参差荇菜』说的就是这种植物。荇菜一般生长在湖沼中，叶子是紫红色的，可以清热解毒，利尿消肿。

「原典」

荇菜生湖波中葉紫赤圓徑寸餘浮水面莖如釵股上青下白詩所謂參差荇菜是也可淹為葅

荇菜，生湖波中，叶紫赤圆，径寸余，浮水面，茎如钗股，上青下白。《诗》所谓『参差荇菜』是也。可淹为葅。

藕

立秋。菜类

下有并根藕，上生并头莲。

——《青阳渡·其三》

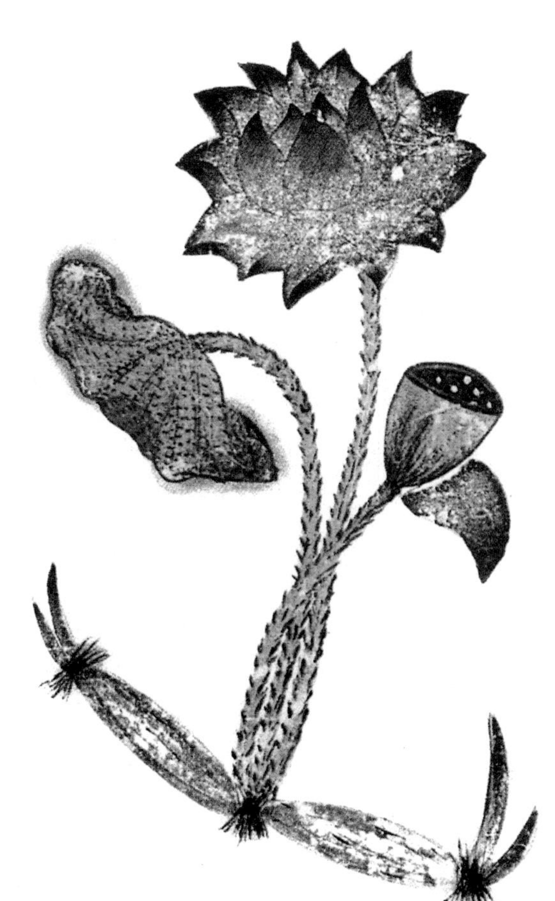

立秋

让人心情舒畅的果蔬

解 藕也叫莲菜、莲藕，可以散血生肌，开胃消食，增强人体免疫力，还能用来调理口渴、烦闷等。经常吃可以让人心情舒畅。藕可以生吃，还可以做菜，食疗价值很高。

「原典」

藕味甘平寒無毒主熱渴煩悶產後血悶散血生肌止洩解酒毒開胃止怒久食心歡產後忌生冷惟藕不忌以其破血也蒸煮熟則開胃甚補五臟實下焦與蜜同食令腹臟肥不生蟲白蓮者尤佳

藕，味甘，平，寒，无毒。主热渴烦闷，产后血闷，散血生肌，止泄，解酒毒，开胃，止怒，久食心欢。产后忌生冷，惟藕不忌，以其破血也。蒸、煮熟则开胃，甚补五脏，实下焦。与蜜同食，令腹脏肥，不生虫。白莲者尤佳。

莲子

立秋。菜类

乘风采芙蓉，
夜夜得莲子。

——《子夜四时歌·其八》

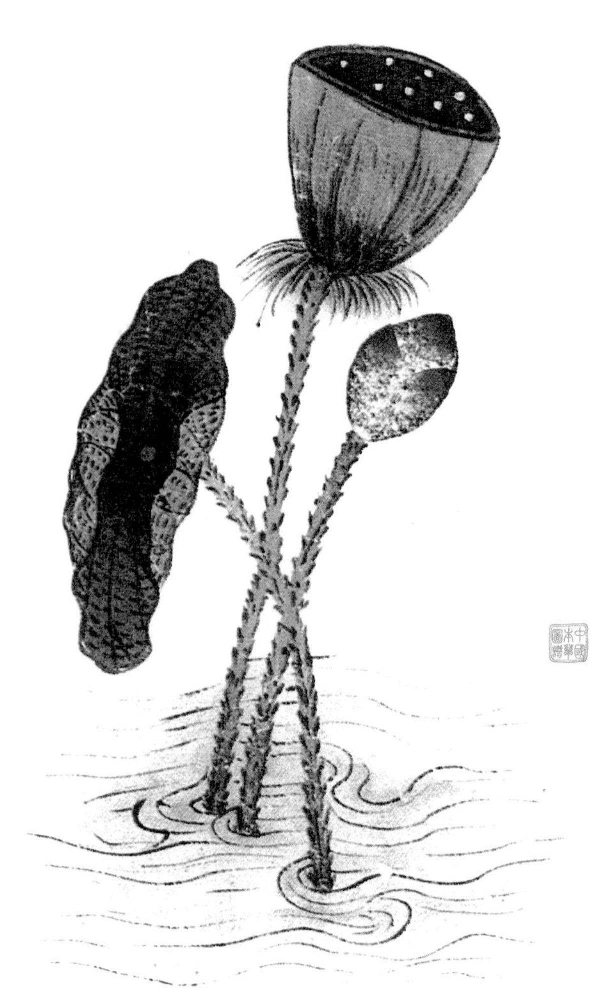

立秋

益智健脑的滋补佳品

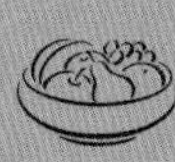

解 莲子是常用的滋补佳品，可以养心安神，益智健脑，消除疲劳等，长期食用莲子可以延缓衰老，让人心情舒畅。莲子除了含有大量淀粉，还有丰富的矿物质、生物碱和维生素，是补养元气的珍品。

「原典」

蓮子味甘平寒無毒補中安心神養氣力益經脉除百病止渴止痢治腰痛洩精久服輕身耐老延年不饑多食令人喜生者動氣脹人熟者良並宜去心葉及房皆破血胎衣不下酒煮服之葉蒂味苦主安胎去惡血留好血血痢煮服之花忌地黄蒜鎮心輕身益色駐顔

莲子，味甘，平，寒，无毒。补中，安心神，养气力，益经脉，除百病，止渴止痢，治腰痛、泄精。久服轻身，耐老延年，不饥，多食令人喜。生者动气胀人，熟者良。并宜去心叶及房，皆破血。胎衣不下，酒煮服之。叶蒂味苦，主安胎，去恶血，留好血，血痢煮服之。花忌地黄、蒜。镇心轻身，益色驻颜。

醋

立秋。味类

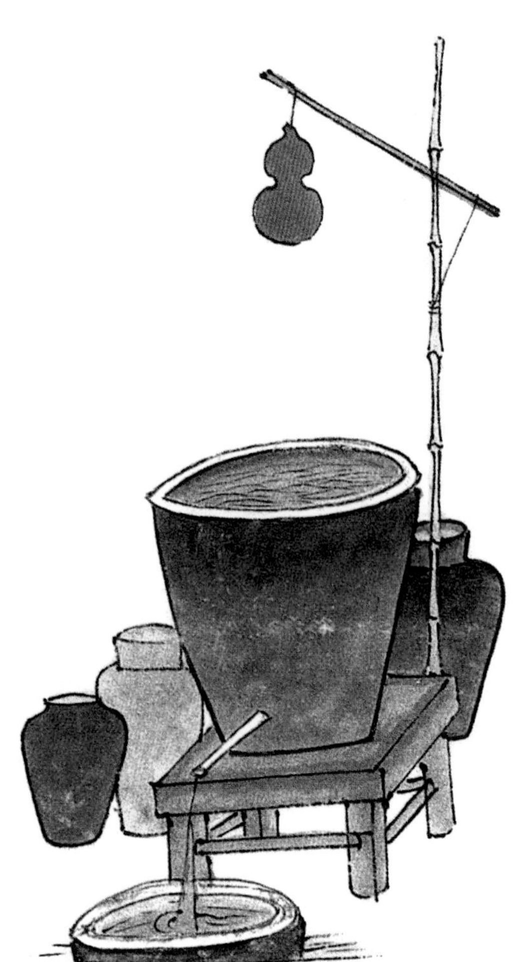

眼色耳音声，鼻香舌碱醋。

——《参同契》

立秋

消食 开胃的味类

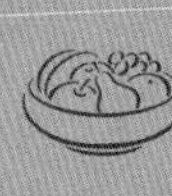

解 醋对人们而言，已经不仅仅是一剂味类，更是强身健体、味美价廉的保健饮品。醋的食疗功效很多，适当地饮醋能解除疲劳，调解血液的酸碱平衡，帮助消化，预防衰老，增强肾功能，美容护肤，增强肠胃道的杀菌能力等。

「原典」

醋味酸温無毒消癰腫散水氣殺邪毒治婦人產後血運及人口瘡酒醋為上以有苦味俗呼為苦酒米醋次之皆可入藥當取二三年者為良

醋，味酸，温，无毒。消痈肿，散水气，杀邪毒，治妇人产后血运及人口疮，酒醋为上，以有苦味，俗乎为苦酒。米醋次之，皆可入药。当取二三年者为良。

枣

立秋。果类

甘瓜抱苦蒂，
美枣生荆棘。

——《古诗二首·其二》

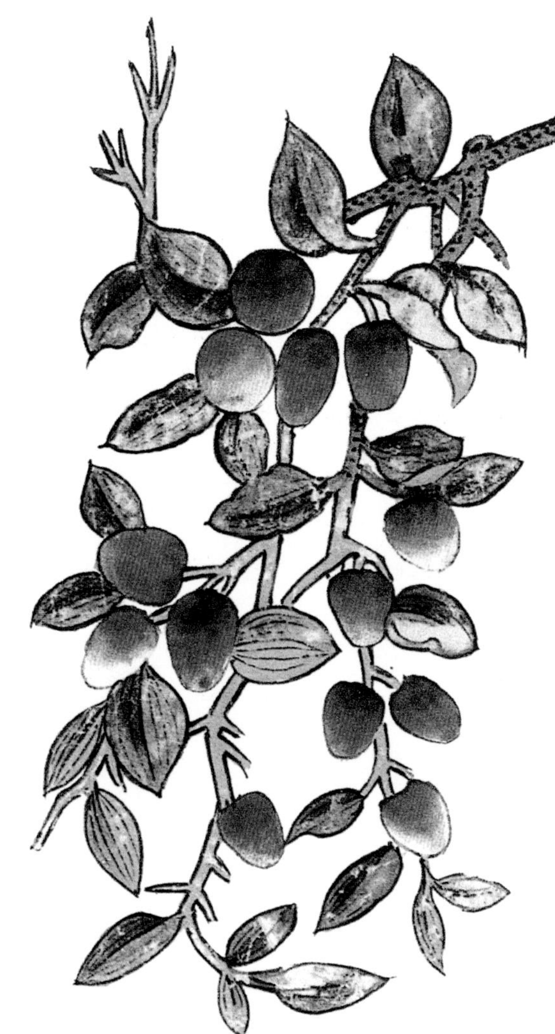

立秋

一天吃仨枣，红颜不显老

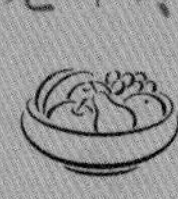

解　枣也叫红枣、大枣，跟桃、李、杏、栗一起被列为『五果』。枣中的维生素含量很高，有『天然维生素丸』的美称，比单纯吃维生素更能让人体恢复健康。枣是对女性非常好的果类，不仅可以滋养身体，还可以延缓衰老，是天然的美容佳品。

「原典」

棗生者味甘平無毒多食令人寒熱腹脹滑腸難化羸瘦人尤不可食熟者味甘温無毒主心腹邪氣安中補虛益氣養脾助十二經平胃氣通力竅潤心肺止嗽補少氣少津液身中不足大驚四肢重和百藥久服輕身延年

枣，生者味甘，平，无毒。多食令人寒热腹胀，滑肠难化，羸瘦人尤不可食。熟者味甘，温，无毒。主心腹邪气，安中补虚，益气养脾，助十二经，平胃气，通力窍，润心肺，止嗽，补少气、少津液，身中不足，大惊，四肢重，和百药。久服，轻身，延年。

菱角

立秋。果类

草头蛱蝶黄花晚，
菱角蜻蜓翠蔓深。

——《斜径》

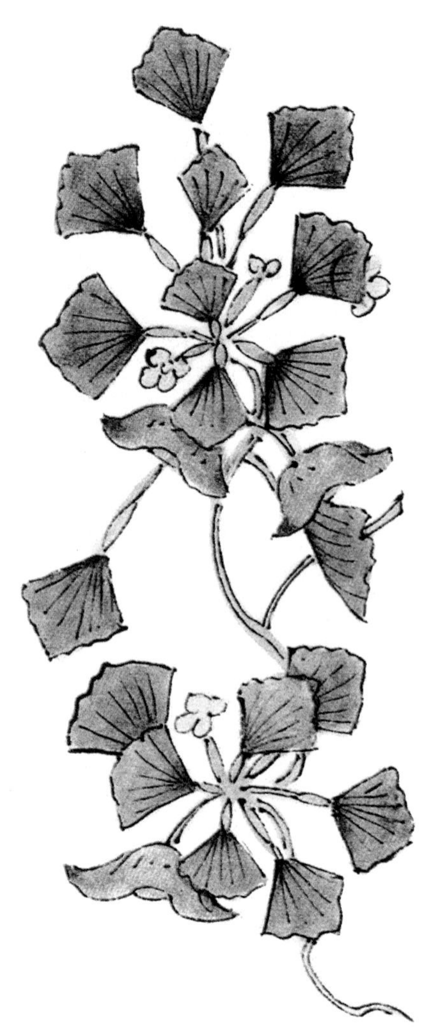

安补五脏的水果

解 多吃菱角可以安补五脏，除百病，减肥健美。菱角还有一定的抗癌作用，既可以当水果吃，也可以当粮食吃。一般是蒸煮后食用，吃时不宜过量。

「原典」

菱角味甘平無毒主安中補五臟不飢輕身四角三角曰芰兩角曰菱又云芰實作粉蜜和食之可休糧此物最不宜人多食令臟腑冷損陽氣陰不強不益脾且難化惟解丹石毒生者熟者食致脹滿用薑酒一二盃解之不可合白蜜食令生蟲

菱角，味甘，平，无毒。主安中，补五脏，不饥轻身。四角、三角曰芰；两角曰菱。又云，芰实作粉，蜜和食之，可休粮。此物最不宜人，多食令脏腑冷，损阳气，阴不强，不益脾，且难化，惟解丹石毒。生者、熟者食致胀满，用姜酒一二杯解之。不可合白蜜食，令生虫。

处暑

一候鹰乃祭鸟。二候天地始肃。三候禾乃登

秋

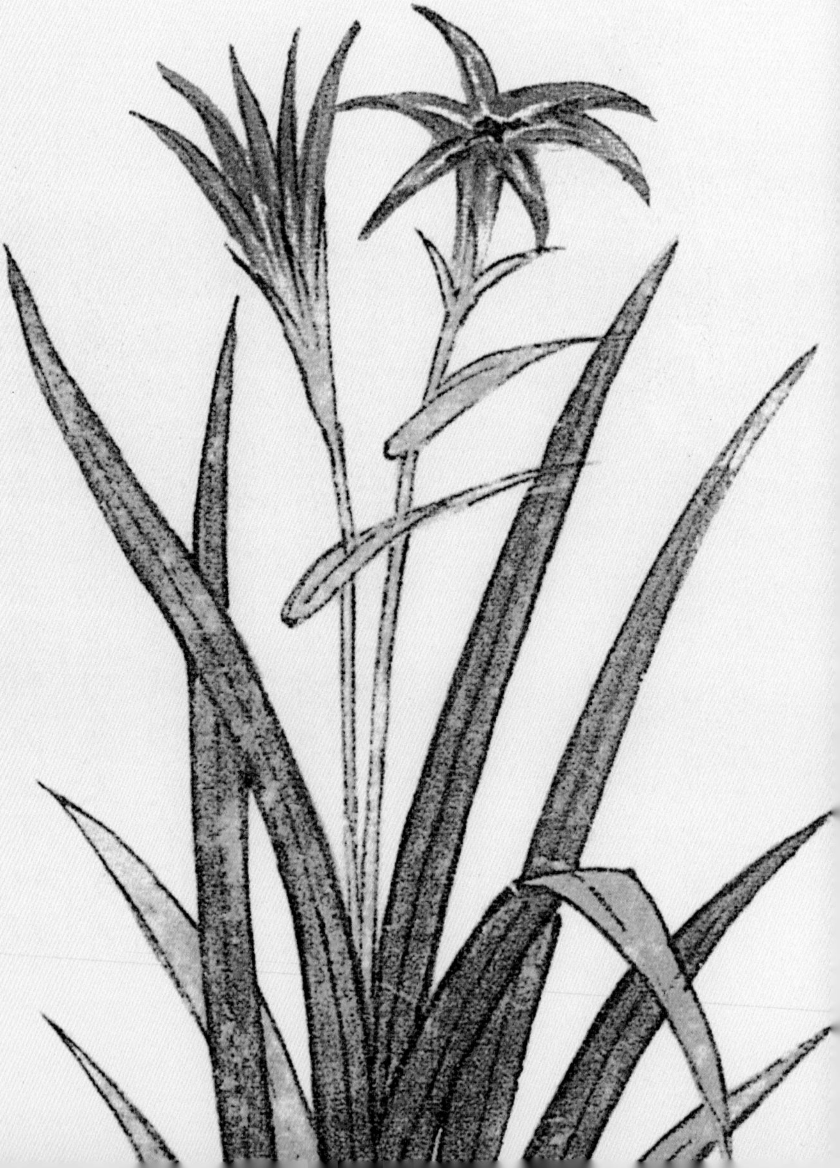

处暑

洗碗水主恶瘡久不差者煎沸以盐投中洗之立效

洗碗水

。水类

擦洗患处，调理恶疮

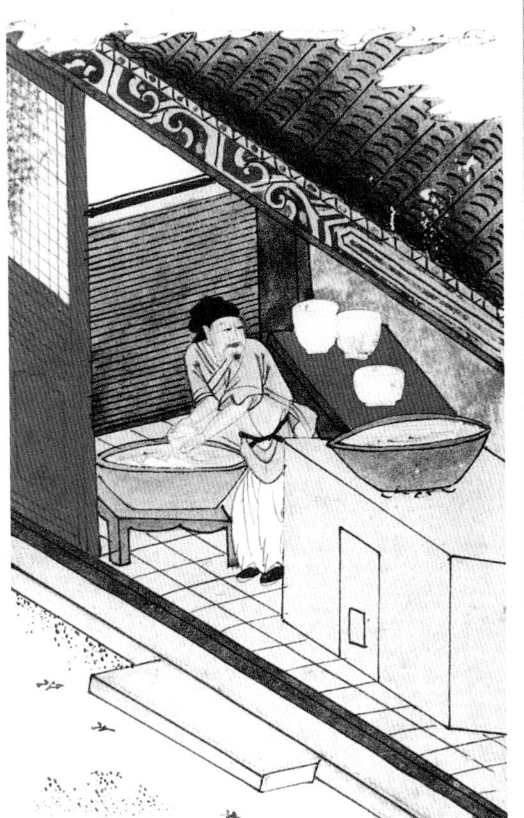

解

洗碗水是清洗过食用碗筷的水，不能喝。把洗碗水加上食盐擦洗患处，可以调理恶疮。

中國本草圖譜

蚕豆

处暑。谷类

莫道莺花抛白发，
且将蚕豆伴青梅。

——《小酌送春》

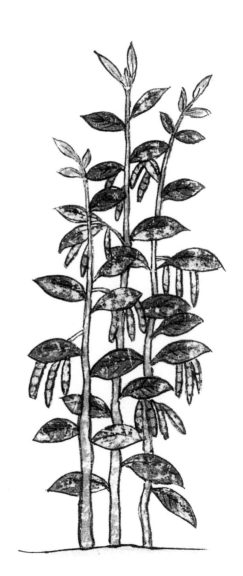

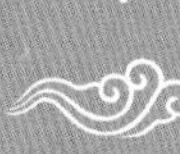

能增强记忆力的豆子

解 蚕豆又叫胡豆、佛豆，具有健脾利湿的作用。蚕豆含有调节大脑和神经组织的中药成分，还有丰富的胆石碱，有增强记忆力的作用。蚕豆中的钙，还能促进人体骨骼的生长发育。蚕豆吃多了容易使人腹胀，所以脾胃虚寒的人忌食。注意：蚕豆不宜与菠菜同食。

「原典」

蠶豆味甘温氣微辛主快胃利五臟或點茶或炒食佳又有筋豆蛾眉豆虎爪豆羊眼豆勞豆豇豆類只可茶食而已一種刀豆長尺許可入醬用之

蚕豆，味甘，温，气微辛。主快胃，利五脏。或点茶，或炒食佳，又有筋豆、蛾眉豆、虎爪豆、羊眼豆、劳豆、豇豆类，只可茶食而已。一种刀豆长尺许，可入酱用之。

马兰

处暑。菜类

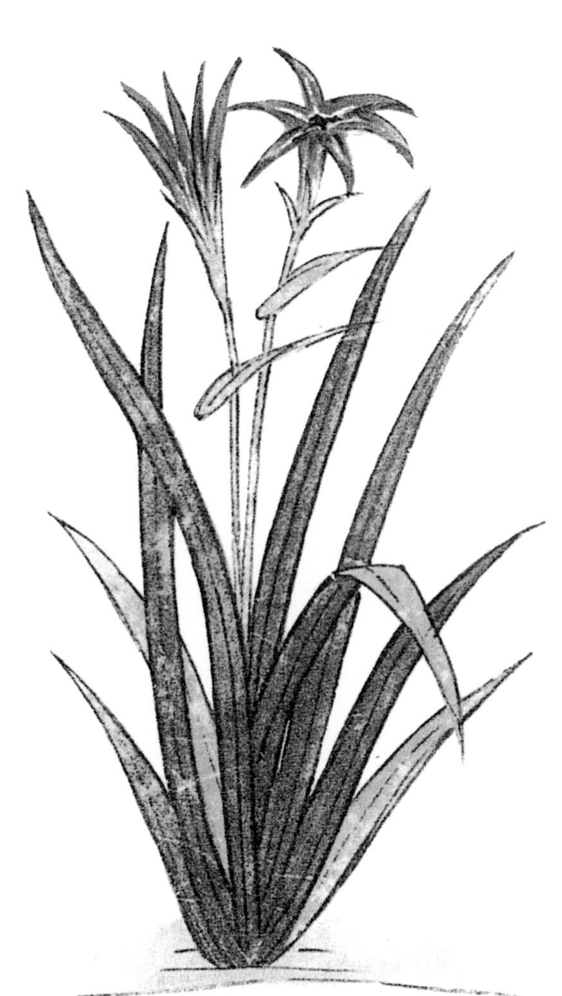

马兰方远摘，
羊负始春栽。

——《十二属诗》

处暑

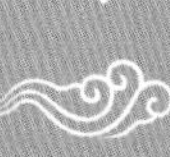

清热解毒的良药

解 马兰一般生长在水泽旁，可以采来当菜吃。把马兰的根榨成汁喝，能立刻止血。马兰能清热解毒、明目、凉血止血、利尿消肿，作用和板蓝根相似。注意：孕妇禁食。

「原典」

馬蘭味辛温生水澤採爲菜茹根治嘔血擂汁飲之立止

马兰，味辛，温。生水泽，采为菜茹。根治呕血，擂汁饮之立止。

兔肉

处暑。兽类

殿前金刀割兔肉，门外雕戈来可汗。

——《五台行·其三》

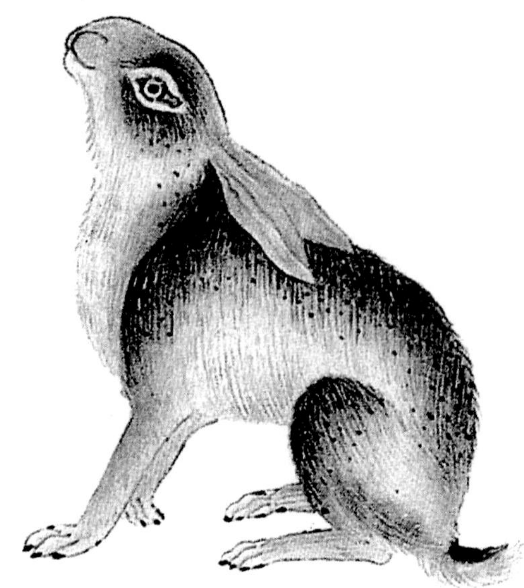

处暑

富含卵磷脂，可以健脑益智

解 兔肉肉质细嫩，营养丰富，久吃不腻。而且它高蛋白、低脂肪、低胆固醇，常吃可以滋润皮肤，有『美容肉』之称。兔肉中所含的卵磷脂是儿童、少年大脑和其他器官发育不可缺少的物质，有健脑益智的功效。

「原典」

兔肉味辛平無毒主補中益氣又云寒主熱氣濕痺治消渴久食弱陽損元氣血脉令人陰痿與薑同食令心痛姙娠不可食令子缺唇頭骨主頭眩痛顛疾骨主熱中消渴肝主目暗不可與鷄肉菜芥胡桃柑橘同食

兔肉，味辛，平，无毒。主补中益气。又云，寒，主热气湿痹，治消渴。久食弱阳，损元气血脉，令人阴痿。与姜同食，令心痛。妊娠不可食，令子缺唇。头骨主头眩痛颠疾。骨主热中消渴。肝主目暗。不可与鸡肉、菜芥、胡桃、柑橘同食。

虾

处暑。鱼类

钑镂银盘盛炒虾，
镜湖莼菜乱如麻。
——《和知章诗》

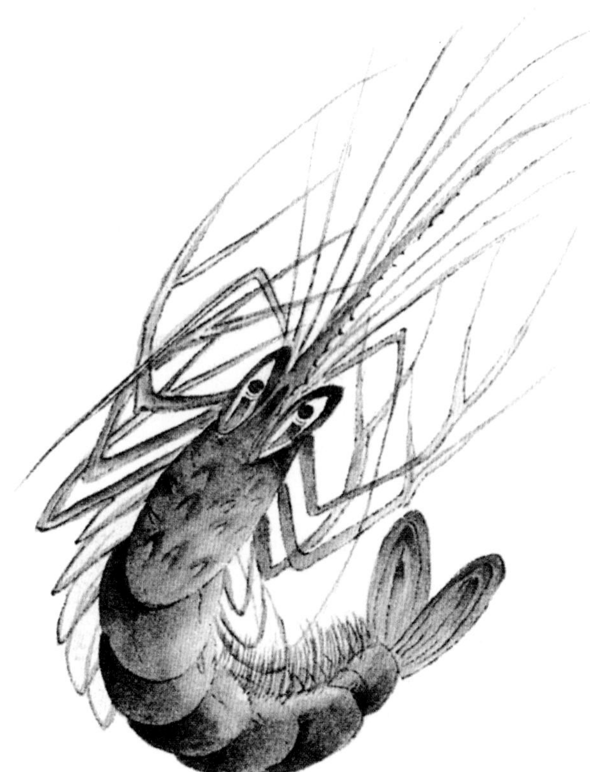

处暑

能保护心血管系统的肉

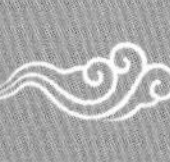

解 虾肉容易消化，含有丰富的镁，能很好地保护心血管系统，有利于预防高血压及心肌梗死。虾的通乳作用非常强，并且富含磷、钙，对小儿、孕妇最有补益功效。

「原典」

鰕平主五野雞病動風發疥小兒食之令脚屈不能行生水田溝渠中小者有小毒海鰕長一尺作鮓毒人至死

虾，平，主五野鸡病。动风发疥，小儿食之，令脚屈不能行。生水田沟渠中，小者有小毒。海虾，长一尺，作鲊，毒人至死。

田螺

处暑。鱼类

田螺自是泥中物，
僻沼荒池深汨没。

——《题黄主事瑨感螺诗卷》

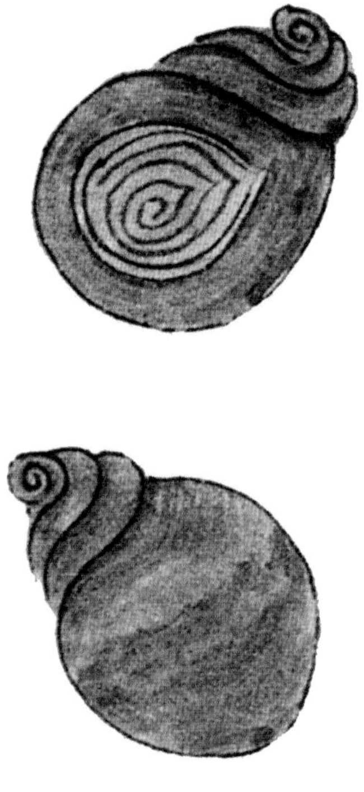

处暑

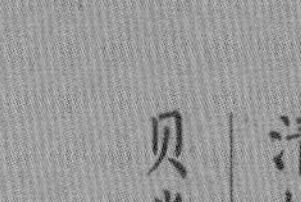

清热止渴的贝类

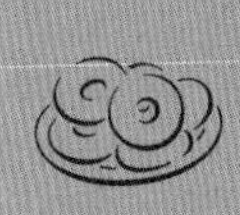

解 田螺富含蛋白质、脂肪、碳水化合物和多种维生素，是很多人的最爱。然而田螺大多生活在水塘中，现在水质不怎么好，处理不好很容易感染寄生虫。最好是把田螺买回去，在清水里养几天，然后煮熟再吃。

「原典」

田螺氣大寒主目熱赤痛取黃連末內其中汁出用以注目生浸取汁飲之治消渴又利大小便腹中結熱脚氣上衝脚手浮腫解酒過多喉舌生瘡碎其肉傅熱瘡爛殼燒末主反胃煑汁治急黃螺螄用海螺治目痛

田螺，气大寒，主目热赤痛，取黄连末内其中，汁出用以注目。生浸取汁饮之，治消渴，又利大小便，腹中结热，脚气上冲，脚手浮肿，解酒过多，喉舌生疮。碎其肉敷热疮。烂壳烧末，主反胃。煮汁，治急黄。螺蛳用同海螺，治目痛。

金樱子

处暑。果类

采采金樱子，
采之不盈筐。

——《金樱子·其一》

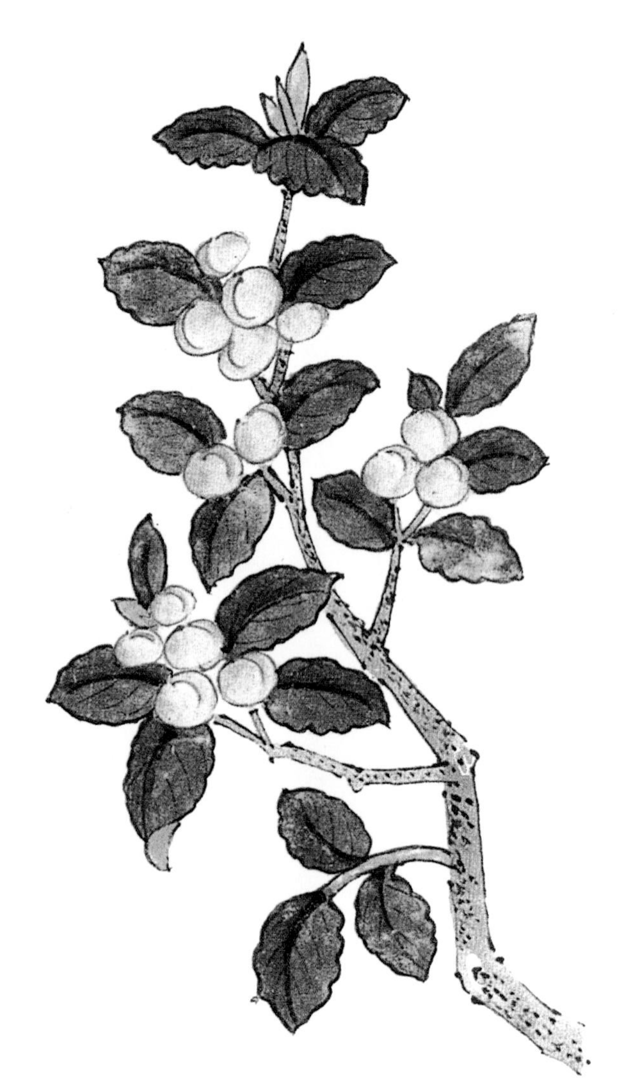

处暑

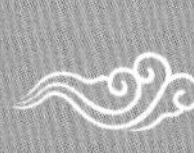

可以吃还能用来染发的水果

解 金樱子可以止遗精、小便，久食可以让人身体强健，耐受寒冷。把金樱子和铁粉调和，还可以用来染发。

「原典」

金樱子味酸澁平無毒療脾洩下痢止小便利澁精久服令人耐寒輕身殺寸白蟲和鉄粉可以染髮去子留皮熬成稀膏用煖酒服其功不可盡載

金樱子，味酸、涩，平，无毒。疗脾泄下痢，止小便利，涩精。久服令人耐寒，轻身，杀寸白虫，和铁粉可以染发。去子留皮熬成稀膏，用暖酒服，其功不可尽载。

白露

一候鸿雁来。二候玄鸟归。三候群鸟养羞

秋

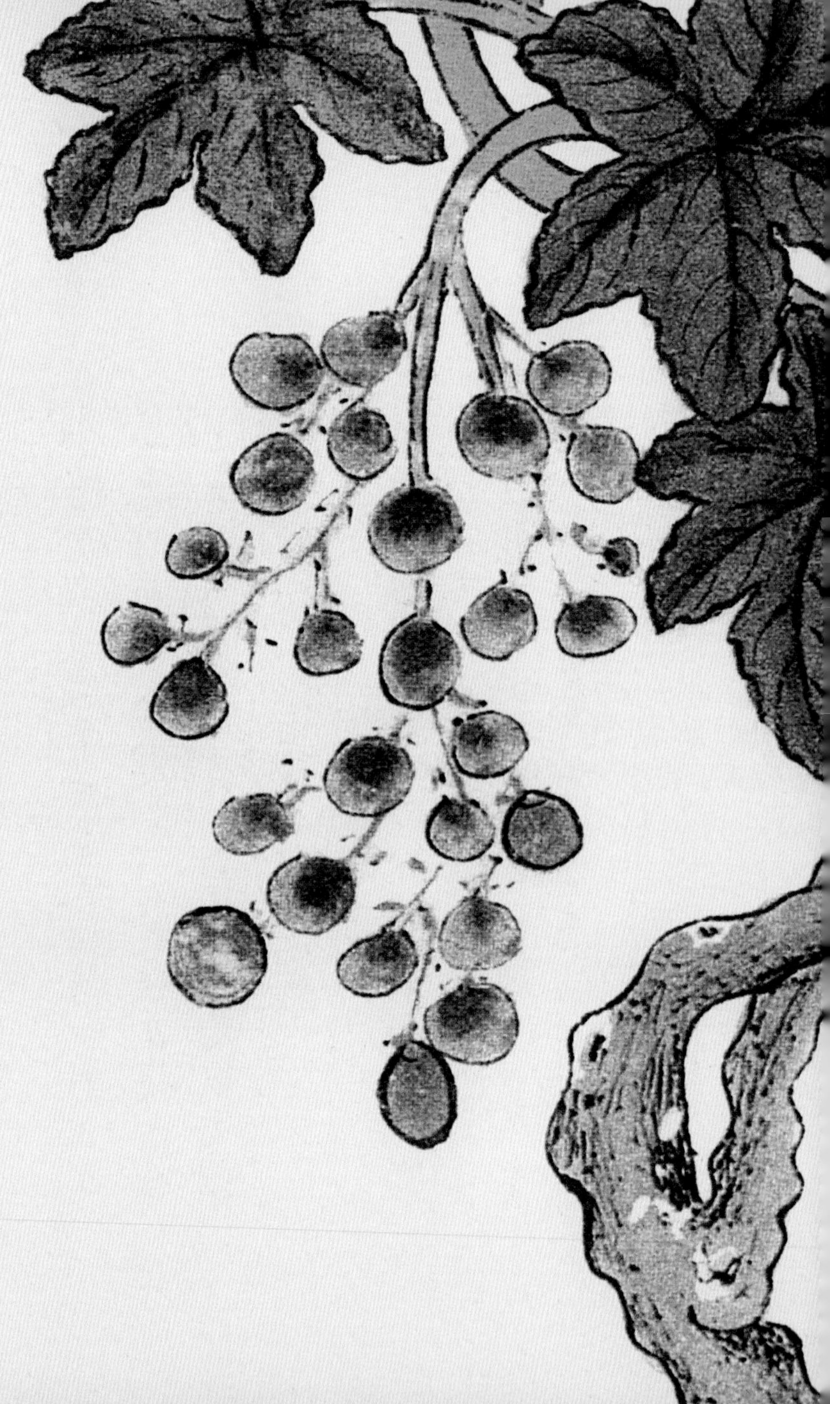

白露

黑大豆味甘平無毒炒食去水腫消穀止膝痛腹脹除濕痺乍食體重忌食猪肉十歲以下小兒勿食恐一時食猪肉擁氣至危煑食及飲汁凉下熱腫解熱毒

黑大豆

。谷类

美容养颜的黑豆子

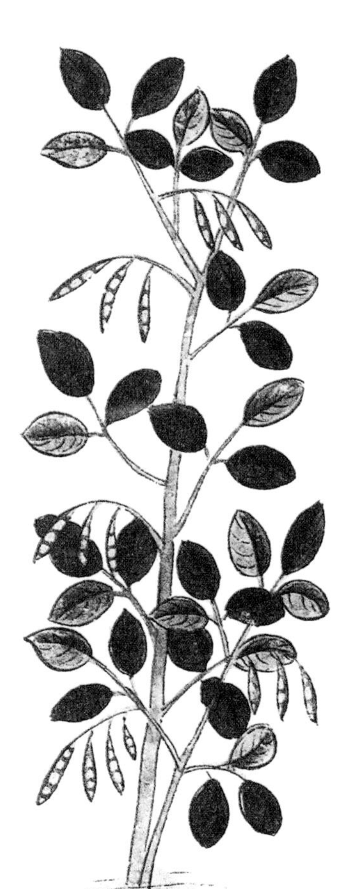

解 在长期的农耕社会中，人们发现，牲畜吃了黑豆以后，会变得更强壮，抗病能力更强，其实这是黑豆的内在营养和保健功效所赋予的。黑豆含有丰富的维生素、花青素，有美容养颜的功效。

芝麻

白露。谷类

若还钳得芝麻白，
请君斗尽莫疑生。

——《论真青色》

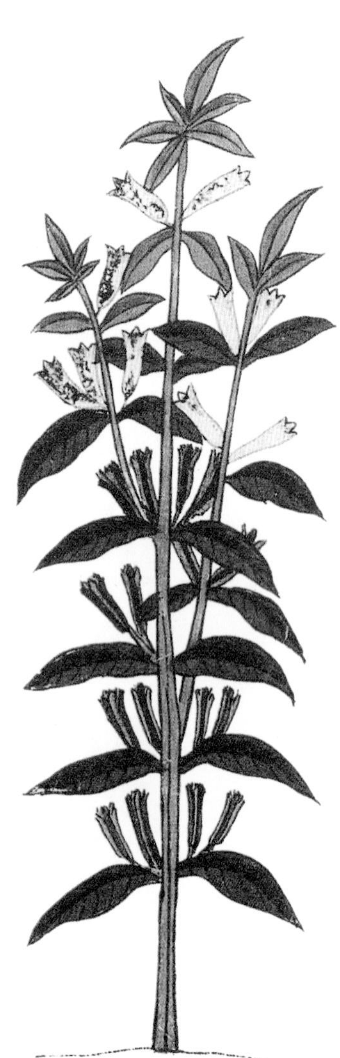

白露

补血、润肠，还可消炎止痒

解 芝麻有黑、白两种，食用以白芝麻为好，补益以黑芝麻为佳。芝麻有补血、润肠、通乳、养发等功效。另外，芝麻还可以消炎止痒，芝麻根煎汤擦洗可以调理荨麻疹、瘙痒症等。日常人们常吃的芝麻制品有香油、芝麻酱、芝麻烧饼等。

【原典】

芝蔴味甘寒無毒治虛勞滑腸胃行風氣通血脉去頭浮風潤肌膚乳母食之小兒不生熱病又生嚌傅小兒頭上諸瘡良

芝麻，味甘，寒，无毒。治虚劳，滑肠胃，行风气，通血脉，去头浮风，润肌肤。乳母食之，小儿不生热病。又生嚼，傅小儿头上，诸疮良。

石榴

白露。果类

灵囿繁石榴，茂林列芳梨。

——《金谷集作》

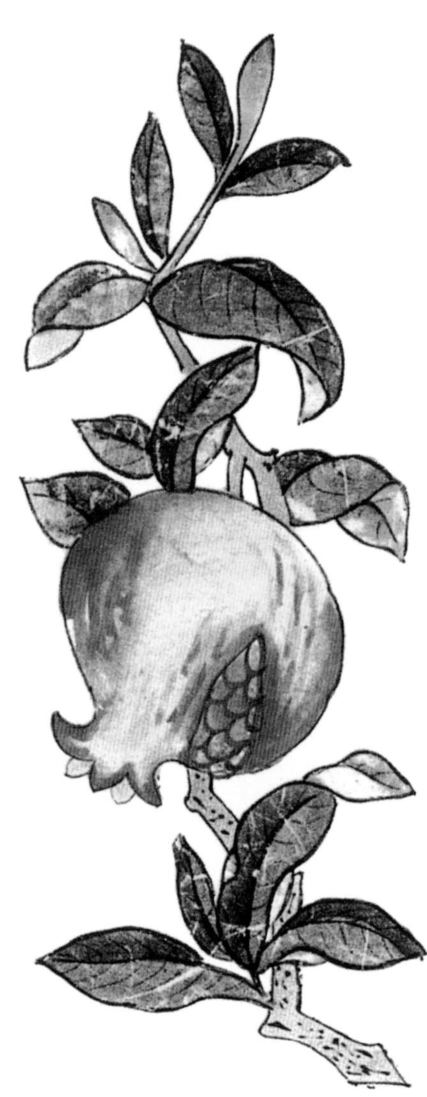

白露

象征

多子多福

解

石榴可以说全身都是宝，果皮、根、花都可以入药。果皮可以抑菌，能有效调理腹泻、痢疾。石榴花能止血，拿来洗眼睛有明目的效果。石榴汁可以预防冠心病、高血压，有健胃、增强食欲的功效，还能给肌肤补水。

「原典」

石榴味甘酸無毒主療咽燥渴多食損人肺齒令黑酸者止痢澁腸漏精甜者理乳壓丹石毒有子白而大者名水精榴味甘美丹溪曰榴者留也味酸性滯戀膈成痰

石榴，味甘、酸，无毒。主疗咽燥渴，多食损人肺，齿令黑。酸者，止痢，涩肠，漏精；甜者，理乳，压丹石毒。有子白而大者，名水精榴，味甘美。丹溪曰：『榴者，留也，味酸性滞，恋膈成痰。』

梨

白露。果类

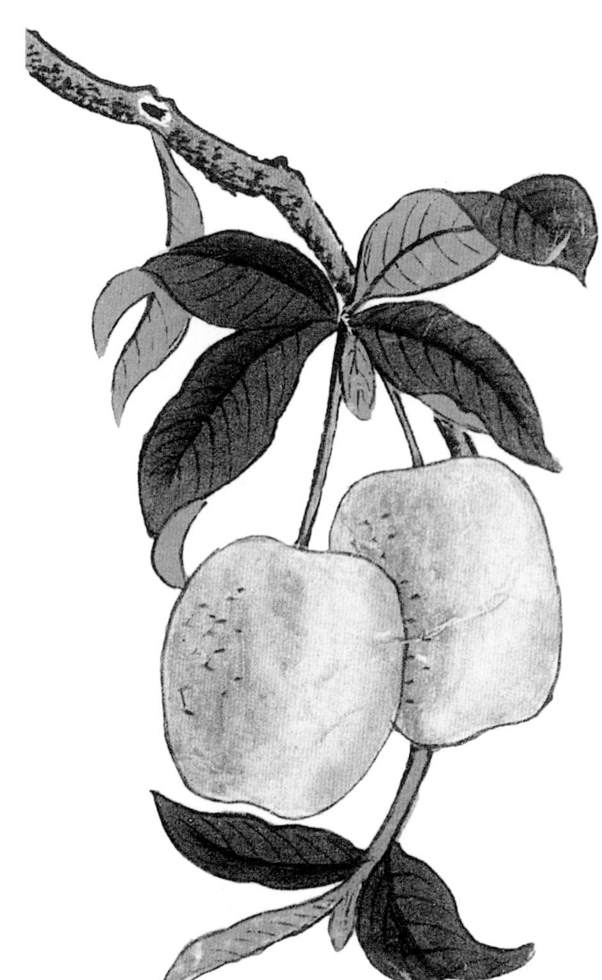

高梨有繁实，何减万年枝？

——《行园诗》

白露

润肺止咳的上品

解 很多人认为吃梨可以润喉生津，润肺止咳，滋养肠胃。梨中含有丰富的B族维生素，能保护心脏，减轻疲劳，降血压。长吃梨能抑制致癌物的形成。但梨性寒，有慢性肠炎者、产后妇女不要吃梨。血虚、微寒、手脚冰凉者不可多吃。

「原典」

梨味甘微酸氣寒主熱嗽止渴利大小便除客熱止心煩通胃中痞塞熱結多食令人寒中金瘡乳婦尤不可食以血虛也又食則動脾惟病酒煩渴食之甚佳亦不能却疾

梨，味甘、微酸，气寒。主热嗽，止渴，利大小便，除客热，止心烦，通胃中痞塞、热结。多食令人寒中。金疮、乳妇尤不可食，以血虚也。久食则动脾，惟病酒烦渴，食之甚佳，亦不能却疾。

胡桃

白露。果类

胡桃也叫核桃。

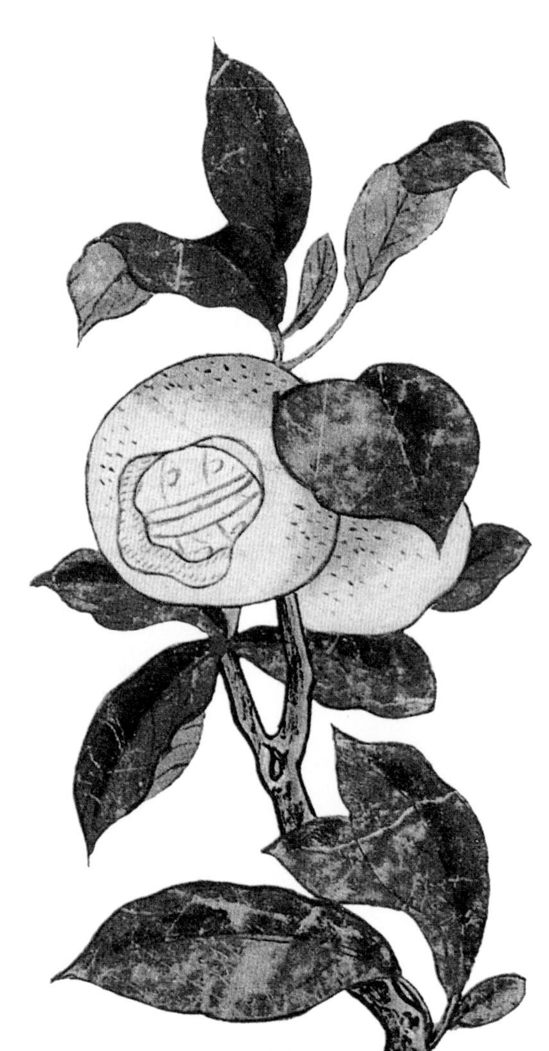

胡桃松实何曾吃，
却嚼秋风柏子仁。

——《拾柏子》

白露

营养丰富的万岁子

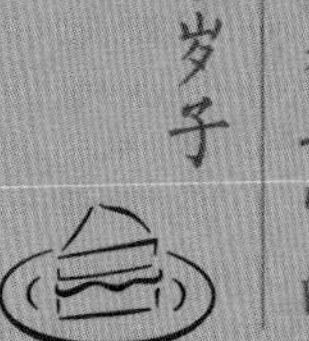

解 胡桃也叫核桃，跟扁桃、腰果、榛子一起并称世界四大坚果，它还有『万岁子』『益智果』『长寿果』『养人之宝』的美称。核桃中的磷脂对脑神经有很好的保健作用，含有的不饱和脂肪酸可以预防动脉硬化。吃核桃仁还有缓解疲劳和压力的作用。

「原典」

胡桃味甘平氣温無毒食之令人肥健潤肌黑髮補下元亦用之多食利小便動風生痰助腎火又云去五痔通血脉食酸齒齼者細嚼解之丹溪云屬土而有火性熱本草言甘平是無熱也又云脱眉動風非熱何以傷肺

胡桃，味甘，平，气温，无毒。食之令人肥健，润肌，黑发。补下元亦用之。多食利小便，动风生痰，助肾火。又云，去五痔，通血脉，食酸齿齼者，细嚼解之。丹溪云：『属土而有火，性热。』《本草》言：『甘平，是无热也。』又云：『脱眉动风，非热何以伤肺？』

葡萄

白露。果类

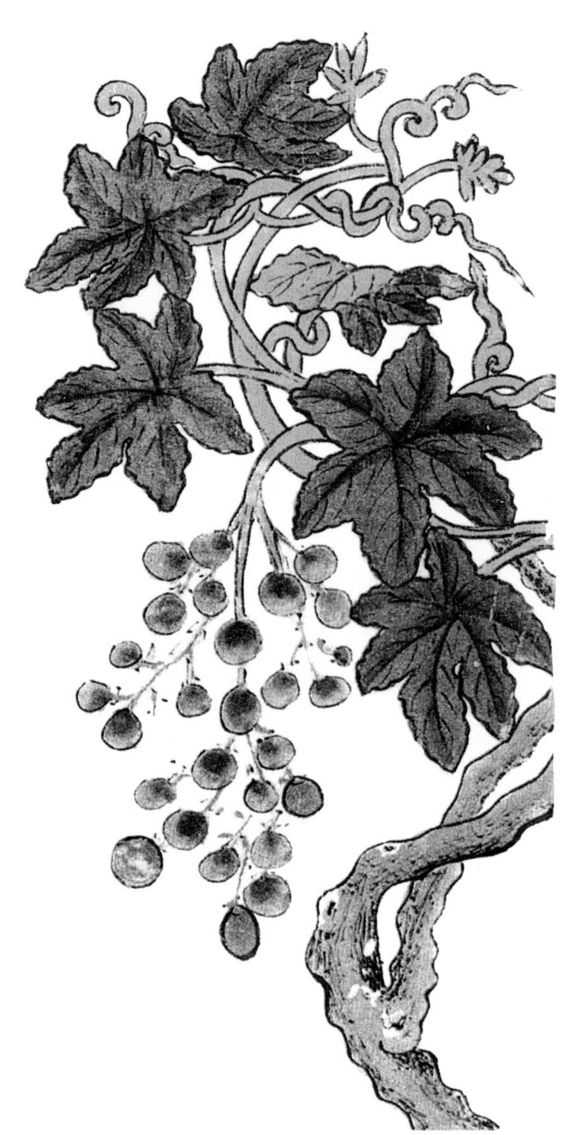

葡萄美酒夜光杯，欲饮琵琶马上催。

——《凉州词二首·其一》

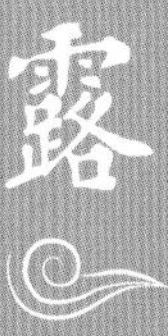

白露

水晶明珠

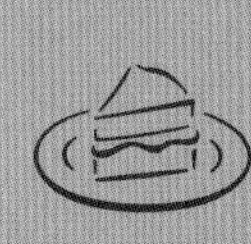

解 葡萄可以让人身体强健，耐受寒冷，还能通利小便。它的根、藤、叶都有很好的利尿、消肿、安胎的功效。用葡萄酿酒，味道很好，每天适量饮用，可以缓解头晕、心悸等。葡萄含糖量高，糖尿病患者、便秘的人不宜多吃。

「原典」

葡萄味甘平無毒主筋骨濕痺益氣力令人肥健耐寒利小便瘡疹不發取其子汁釀酒甚美不可多食其形色非一類大抵功用有優劣也丹溪云葡萄能下走滲道西北人稟厚食之無恙東南人食多則病熱矣

葡萄，味甘，平，无毒。主筋骨湿痹，益气力，令人肥健耐寒，利小便。疮疹不发，取其子、汁酿酒甚美，不可多食。其形色非一类，大抵功用有优劣也。丹溪云：『葡萄能下走渗道。』西北人禀厚，食之无恙，东南人食多则病热矣。

木瓜

白露。果类

投我以木瓜，报之以琼琚。匪报也，永以为好也。

——《诗经·木瓜》

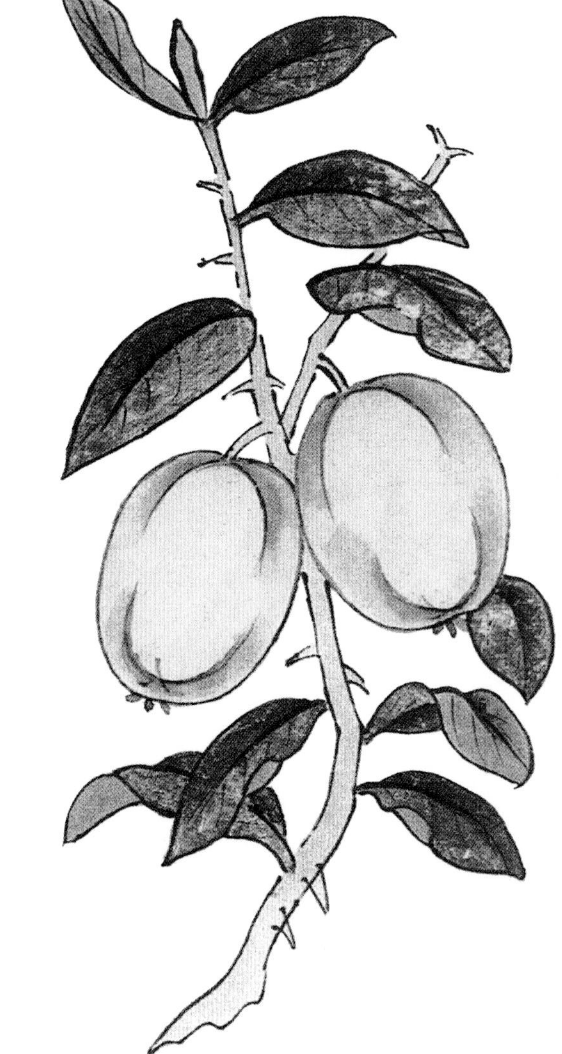

白露

女性的美容水果

解　木瓜所含有的木瓜酶有促进消化和抗衰老的作用。木瓜中的凝乳酶有通乳的作用，番木瓜碱有抗淋巴性白血病的功效。此外，木瓜还有促进新陈代谢、抗衰老、美容护肤、养颜的功效。

「原典」

木瓜味酸温無毒主濕痺脚氣霍亂吐下轉筋不止禀得木之正故入肝利筋骨及血病腰腿無力調榮衛助穀氣驅濕滋脾益肺辛香去惡心嘔逆膈痰心中酸水多食酸能損齒以蜜作煎作糕供湯食佳凡用勿犯刀鐵

木瓜，味酸，温，无毒。主湿痹、脚气、霍乱、吐下，转筋不止，禀得木之正，故入肝利筋骨及血病、腰腿无力，调荣卫，助谷气，驱湿滋脾，益肺。辛香，去恶心，呕逆膈痰，心中酸水。多食酸能损齿，以蜜作煎作糕，供汤食佳。凡用勿犯刀铁。

秋分

一候雷始收声。二候蛰虫坯户。三候水始涸

秋

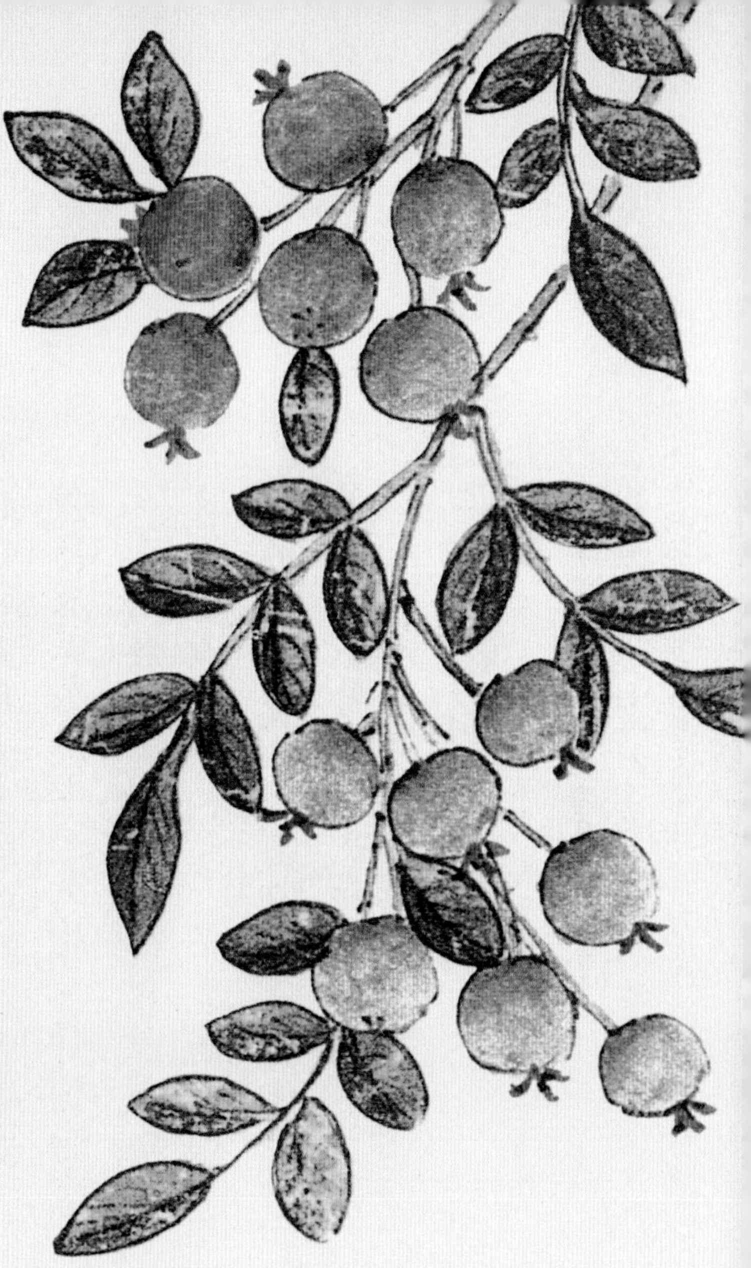

秫米味甘微寒止寒熱利大腸瘡漆瘡殺瘡疥毒熱擁五臟氣動風作飯最粘惟可作酒汁亦少

秫米

谷类

看起来像小米的粮食

秫米俗称黄糯或黏高粱。

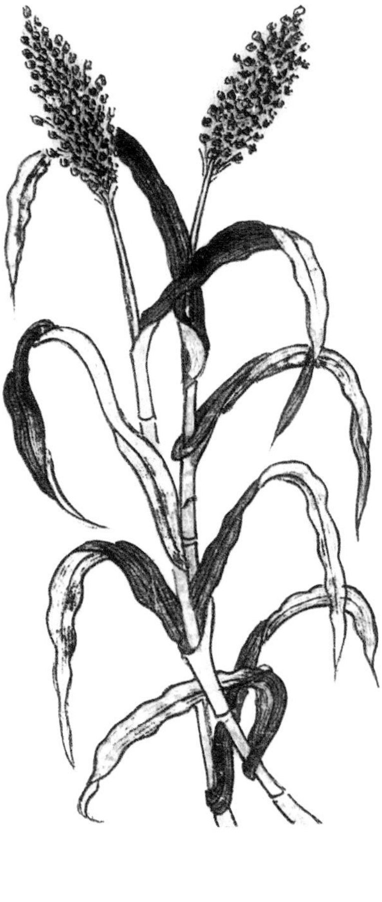

解

俗称黄糯或黏高粱，外观跟小米十分相似，可以当粮食吃，也可以入药。秫米含有大量的蛋白质和膳食纤维，铁、铜、钾等微量元素的含量也很高。食用秫米可以提高各器官的功能，滋养身体。

稷米

秋分。谷类

稷米是植物黄粱的种子。

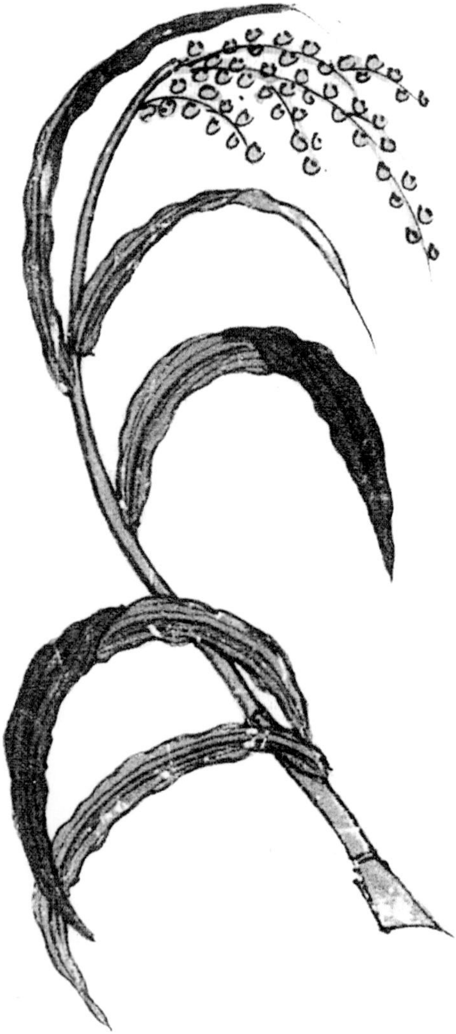

谁道天公殃我民，
赤地千里无黍稷。

——《米荒》

秋分

植物黄粱的种子

解 穄米是植物黄粱的种子，成熟比较早，闻起来很香，经常被用来祭祀。穄米是殷商时期的主食，因此在中国古代把国家称为社稷，可见稷米在古代人民生活中的地位。穄米高度抗旱耐热，抗虫害，生长期短，现在仍是北方干旱地区的主要粮食作物之一。

「原典」

穄米味甘無毒益氣補不足又云冷治熱發冷病氣解瓠毒以其早熟又香可愛因以供祭然味淡諸穀之中此為下苗種者惟以防荒年耳

穄米，味甘，无毒，益气补不足。又云：『冷。治热，发冷病气，解瓠毒。』以其早熟，又香可爱，因以供祭。然味淡，诸谷之中以此为下。苗种者，惟以防荒年耳。

山楂

秋分。果类

分明一簇香风过，
开遍山楂又木樨。

——《罗浮山三十咏·其五》

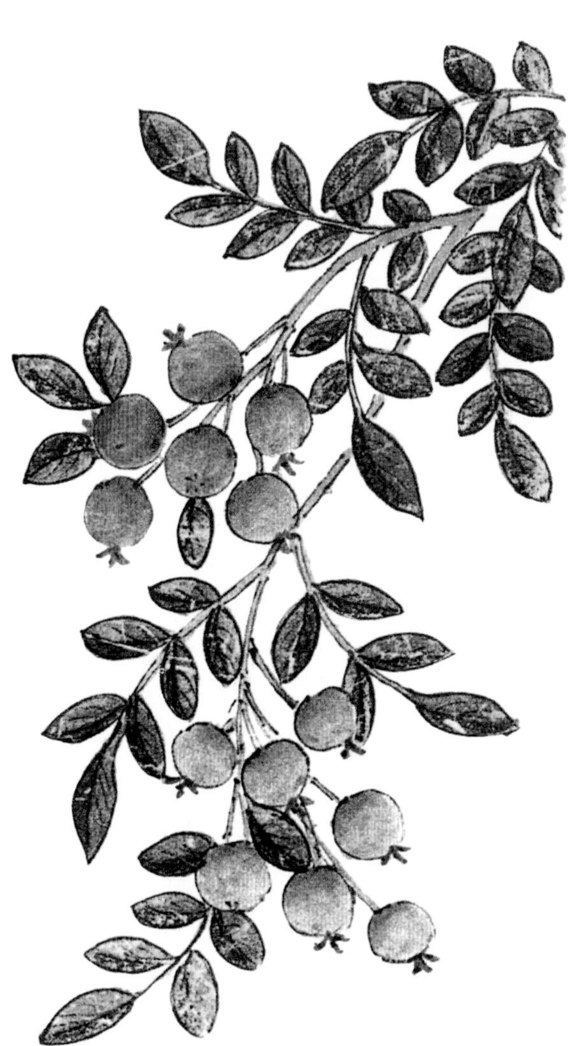

秋分

健脾消食的长寿食品

解 山楂又叫山里红、胭脂果，能增强食欲，改善睡眠，延年益寿，所以被视为『长寿食品』。现在多被做成各种可口的小零食：山楂片、山楂糕、山楂饼等。山楂不宜和海鲜、人参、柠檬同吃。孕妇，胃酸分泌过多、体虚、糖尿病患者不宜食用。

「原典」

山查味酸無毒健脾消食去積行結氣催瘡痛治兒枕痛濃煎汁入沙糖調服主效小兒食之更宜

山查（楂），味酸，无毒。健脾消食，去积，行结气，催疮痛。治儿枕痛，浓煎汁入沙糖调服，立效。小儿食之更宜。

落花生

秋分。果类

有如蚕造茧，
又似花生子。

——《有感三首·其一》

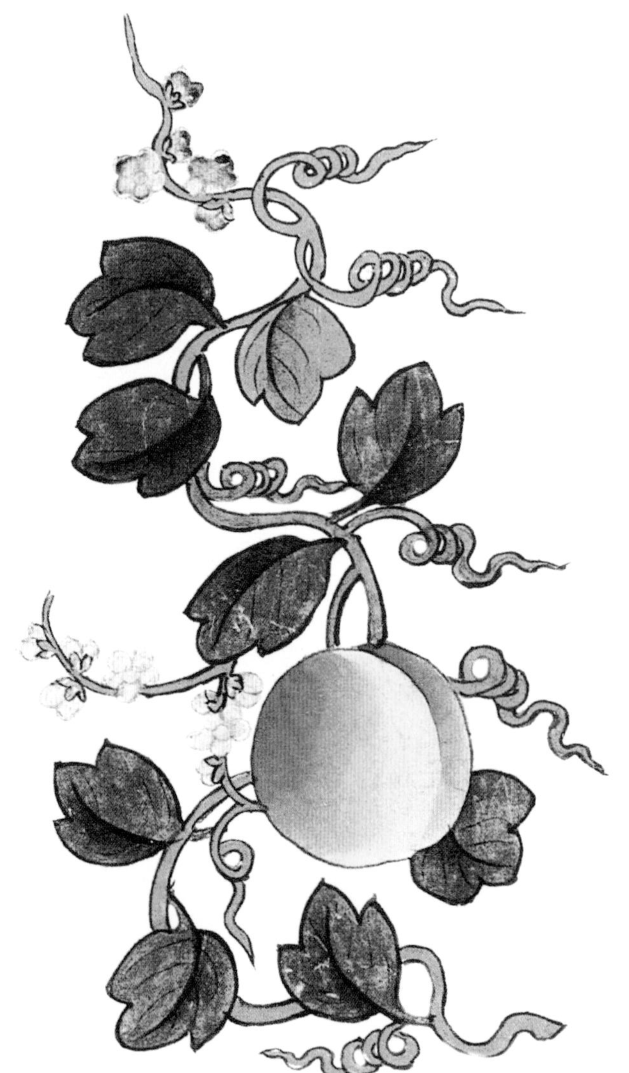

秋分

一花就地结一果

解 落花生的茎叶和扁豆相似，开花落地，一朵花结一地果。花生是世界公认的高营养食物，吃了能延年益寿。花生内含丰富的脂肪、蛋白质、维生素、矿物质，特别是人体必需的氨基酸，能促进脑细胞发育，增强记忆力。

「原典」

落花生藤蔓莖葉似匾豆開花落地一花就地結一果大如桃深秋取食之味甘美異常人所珎貴

落花生，藤蔓，茎叶似圆豆，开花落地，一花就地结一果，大如桃。深秋取食之，味甘美异常，人所珍贵。

鳝鱼

秋分。鱼类

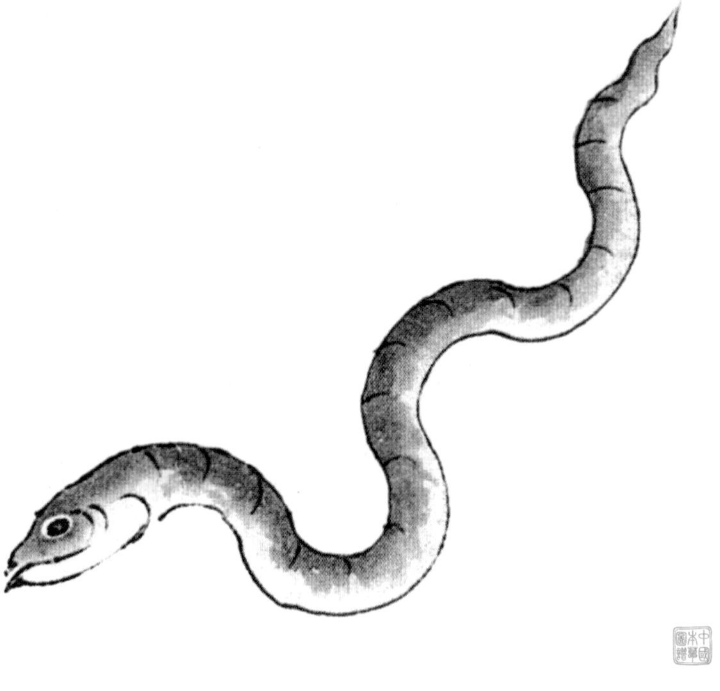

虾鳝游潢潦，不知江海流。

——《虾鳝篇》

秋分

让人更有力气的鱼肉

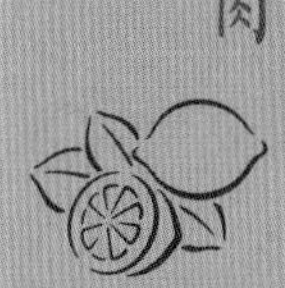

解

鳝鱼营养丰富，除了含有人体必需的氨基酸外，还有蛋白质、脂肪及多种维生素和矿物质，其中钙、铁的含量在淡水鱼中排第一名，吃了让人更有力气。『小暑黄鳝赛人参』，小暑前后一个月的鳝鱼最滋补，也最好吃。鳝鱼要现杀现吃，否则容易中毒。

「原典」

鱓魚味甘大温無毒主補中益氣血除腹中冷氣腹鳴産前産後病淋瀝瘦弱血氣不調宜食若過多令霍亂時行病起食之再發

鳝鱼，味甘，大温，无毒。主补中，益气血，除腹中冷气、腹鸣、产前产后病、淋沥、瘦弱、气血不调，宜食。若过多，令霍乱时行病起，食之再发。

酱

秋分。味类

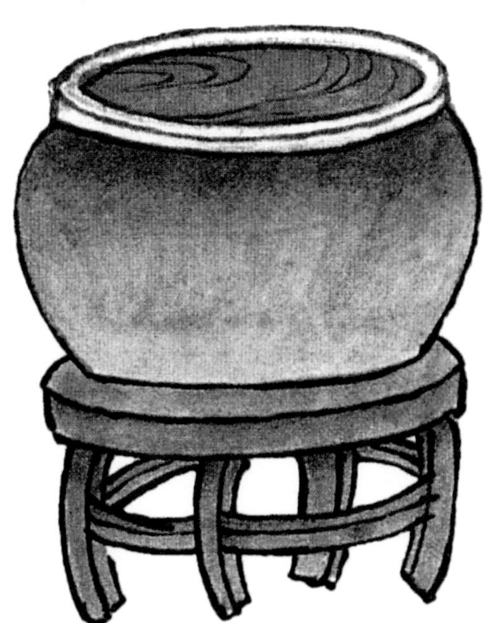

蔗浆菰[gū]米饭，蒟[jǔ]酱露葵羹。

——《春过贺遂员外药园》

秋分

降低心血管疾病的发病率

解 这里的酱指的就是酱油，主要是用大豆、小麦、食盐等酿制而成。酱油分为生抽和老抽两种。酱油含有多种维生素和矿物质，可降低人体胆固醇，降低心血管疾病的发病率，并能减少自由基对人体的损害，其效果与一杯红葡萄酒相当。

「原典」

醬 味酸鹹氣汁利除熱止煩滿殺百藥魚肉菜蕈及湯火蛇蟲等毒純豆者佳豆麪合作及純麪者俱不及麪醬亦無毒但不能殺諸毒

酱，味酸、咸，气汁利，除热，止烦满，杀百药、鱼肉、菜蕈及汤火、蛇虫等毒。纯豆者佳，豆面合作及纯面者俱不及。面酱亦无毒，但不能杀诸毒。

林檎

秋分。果类

林檎又叫花红、沙果。

右军好佳果，
墨帖求林檎。

——《宣城宰郭仲文遗林檎》

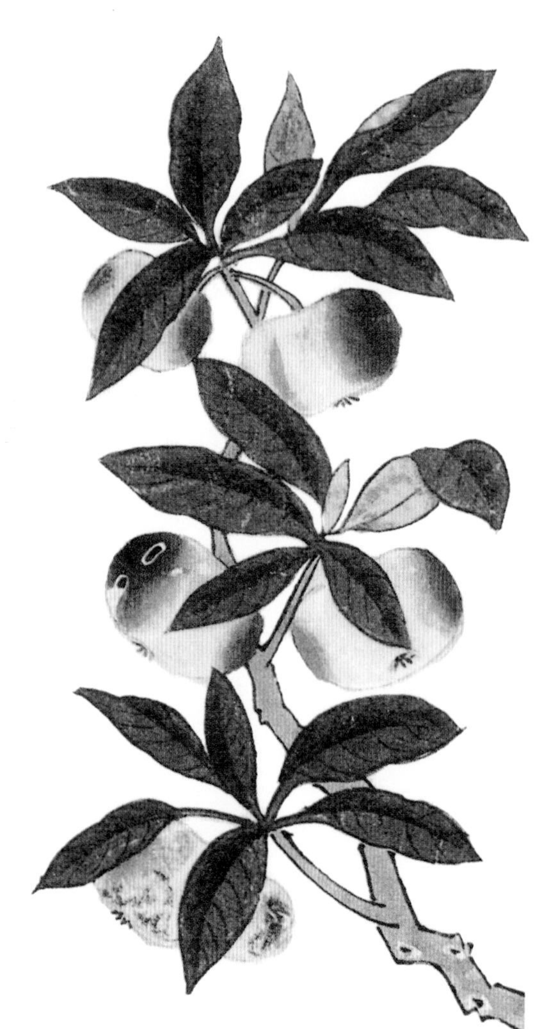

秋分

中国苹果

解 林檎又叫花红、沙果。它还指另外两种水果，一种是北方的苹果，另一种是南方的番荔枝。在我国古代，没有『苹果』，花红又称为柰子、林檎、频婆等，世界园艺学上称其为『中国苹果』，是苹果家族的一支。现在我们常吃的是西洋苹果。

「原典」

林檎味酸甘温發熱澁氣止洩痢遺精霍亂肚痛消食止渴多食令人睡發冷痰生癰癤脉閉不行

林檎，味酸、甘，温。发热，涩气，止泄痢、遗精、霍乱、肚痛，消食止渴。多食令人睡，发冷痰，生痈疖，脉闭不行。

寒露

一候鸿雁来宾。二候雀入大水为蛤。三候菊有黄华

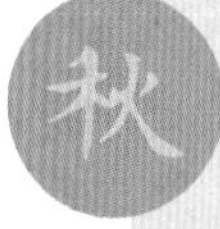

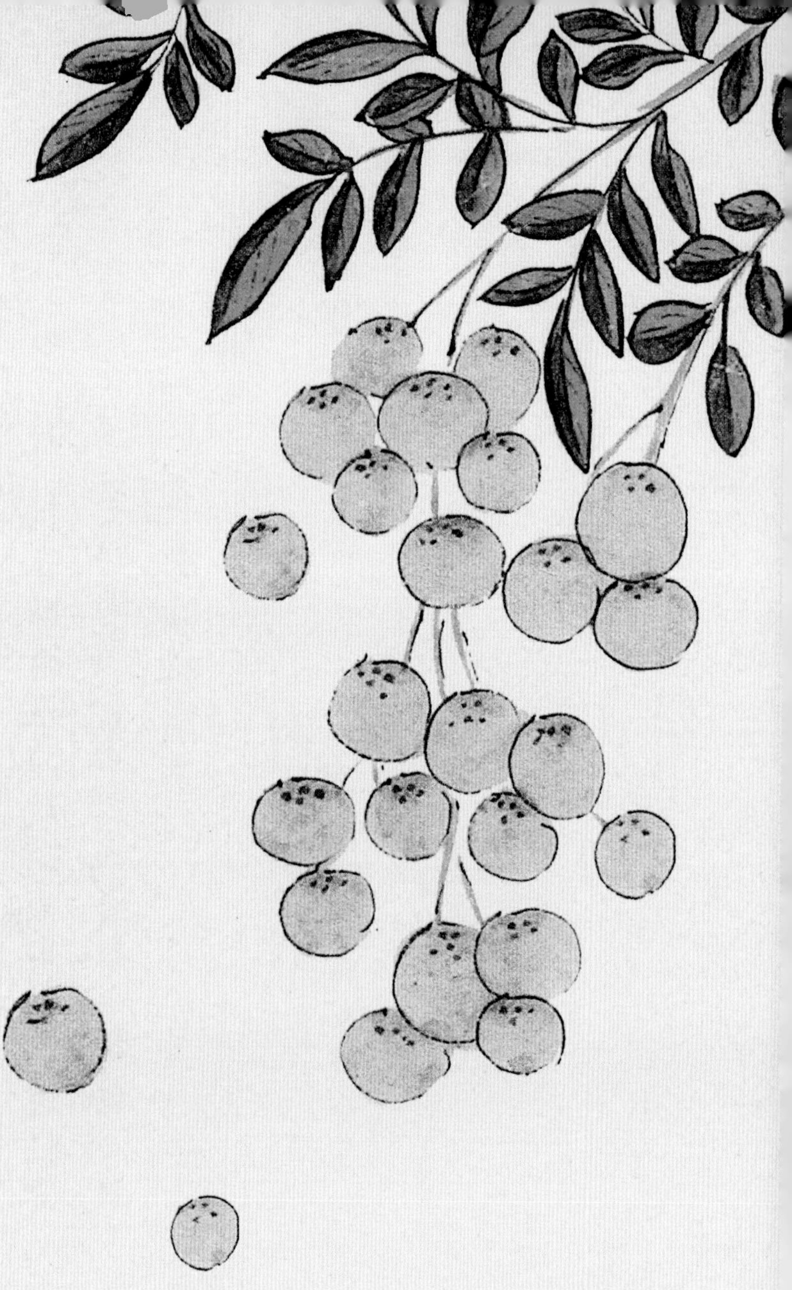

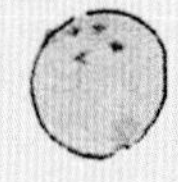

赤小豆味甘酸平無毒主下水消熱毒排膿血止洩利小便去脹滿除消渴下乳汁久食虛人令枯瘦

赤小豆

。谷类

被李时珍称为『心之谷』

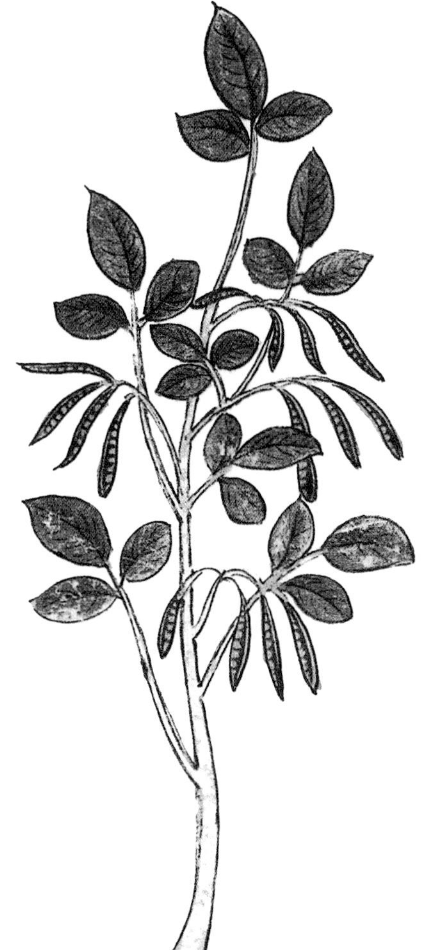

解 赤小豆的淀粉含量非常高，因此又被称为『饭豆』，它可以生津液，利小便，消除肿胀等，被李时珍称为『心之谷』。赤小豆是不可或缺的高营养的杂粮。赤小豆经常被做成豆沙，或者各种糕点的内馅，还可以煮粥，做成赤小豆汤、雪糕等。

茱萸

寒露。果类

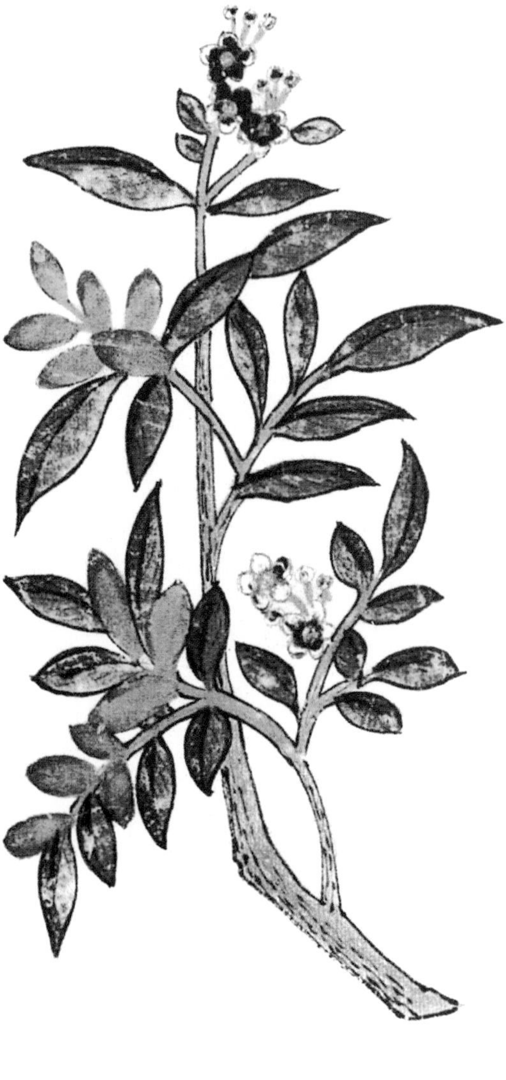

茱萸生狭斜，
结子复衔花。

——《茱萸女》

寒露

既是本草，也是香料

解 在辣椒传入以前，茱萸是川菜中的中药调味料，它能杀虫消毒、逐寒祛风。在我国，还有重阳节登高远眺、遍插茱萸的习俗。茱萸有吴茱萸、山茱萸、食茱萸之分。

「原典」

茱萸味辛苦大熱無毒又云吳生者味辛温大熱有小毒主温中下氣止痛欬逆寒熱除濕痹逐風邪開腠理去痰冷腹内絞痛諸冷食不消中惡心腹痛逆氣利五臟又云此物最下氣速腸虚人服之愈甚

茱萸，味辛、苦，大热，无毒。又云：吴生者，味辛温，大热，有小毒。主温中下气，止痛，咳逆，寒热，除湿痹，逐风邪，开腠理，去痰冷，腹内绞痛，诸冷食不消，中恶心腹痛、逆气，利五脏。又云：此物最下气速，肠虚人服之愈甚。

圆眼

寒露。果类

圆眼又叫龙眼、桂圆。

越女收龙眼，
蛮儿拾象牙。

——《偶题》

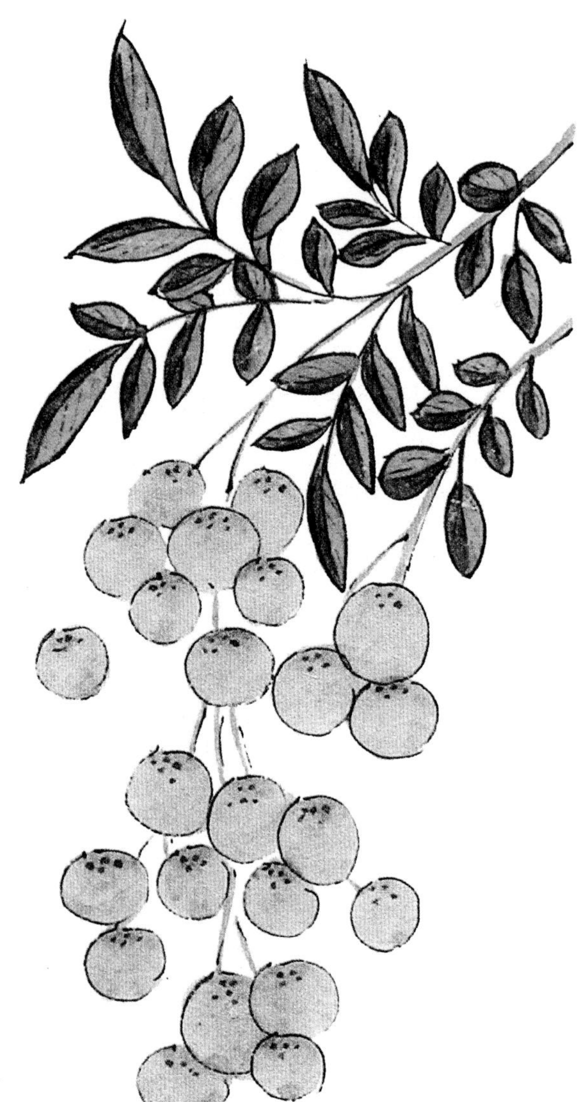

寒露

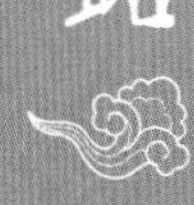

对女性特别有益的水果

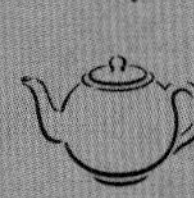

解 圆眼又叫龙眼、桂圆，与荔枝、香蕉、菠萝并称华南四大珍果。龙眼有补血安神、补养心脾的功效，它对子宫癌细胞的抑制率很高，所以女性更要适当地多吃龙眼。

「原典」

圆眼味甘平無毒主五臟邪氣安志壓食故醫方歸脾湯用之除蠱毒久服輕身不老通神明一名益智閩中出者味勝生食不及荔枝故曰荔奴

圆眼，味甘，平，无毒。主五脏邪气，安志，压食。故医方归脾汤用之。除蛊毒，久服轻身不老，通神明。一名益智。闽中出者，味胜，生食不及荔枝，故曰荔奴。

蒲蒻

寒露。菜类

蒲蒻又叫蒲黄根、蒲笋等。

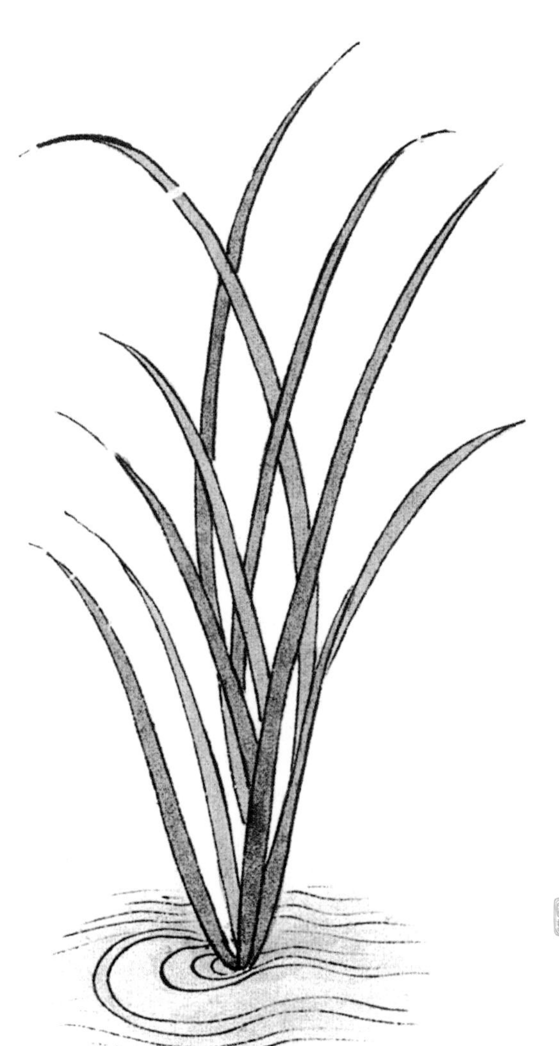

竹萌蒲蒻供宾客，
白饭黄齑度岁华。

——《山人》

寒露

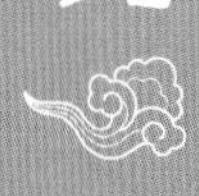

清热凉血的蒲黄根

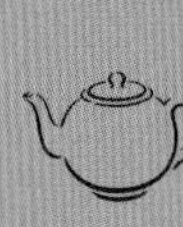

解 蒲蒻又叫蒲黄根、蒲笋等，有清热凉血、利水消肿等功效。可以用来调理消渴、口疮、淋病、白带、水肿等症状。

「原典」

蒲蒻味甘微寒主消渴生啖之脆美詩云维筍及蒲是也

蒲蒻，味甘，微寒。主消渴，生啖之脆美。《诗》云：『唯笋及蒲是也。』

苜蓿

寒露。菜类

苜蓿随天马，
葡萄逐汉臣。

——《送刘司直赴安西》

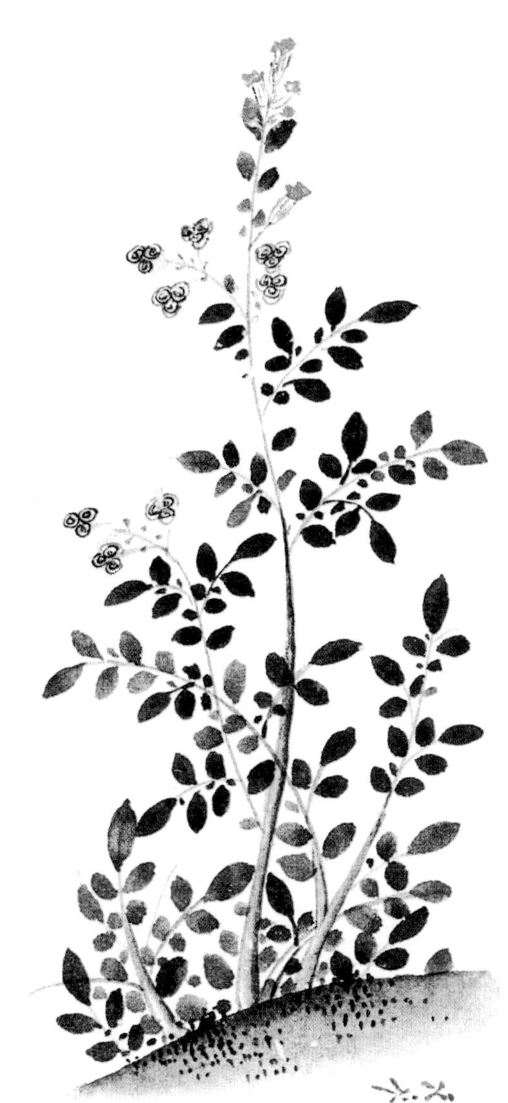

寒露

防治出血症的蔬菜

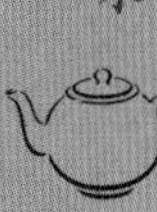

解　苜蓿中含有丰富的维生素K，可以防治出血症，它还是清凉的蔬菜，吃了以后可以清内热、内火。吃苜蓿的嫩叶可以通利大小肠，煮汤、晒干吃都很有益。

「原典」

苜蓿味甘淡嫩採食之利大小腸煮羹甚香美乾食益人

苜蓿，味甘、淡。嫩采食之，利大小肠，煮羹甚香美，干食益人。

槟榔

寒露。果类

莫笑忍饥穷县令，烦君一斛寄槟榔。

——《几道复觅槟榔》

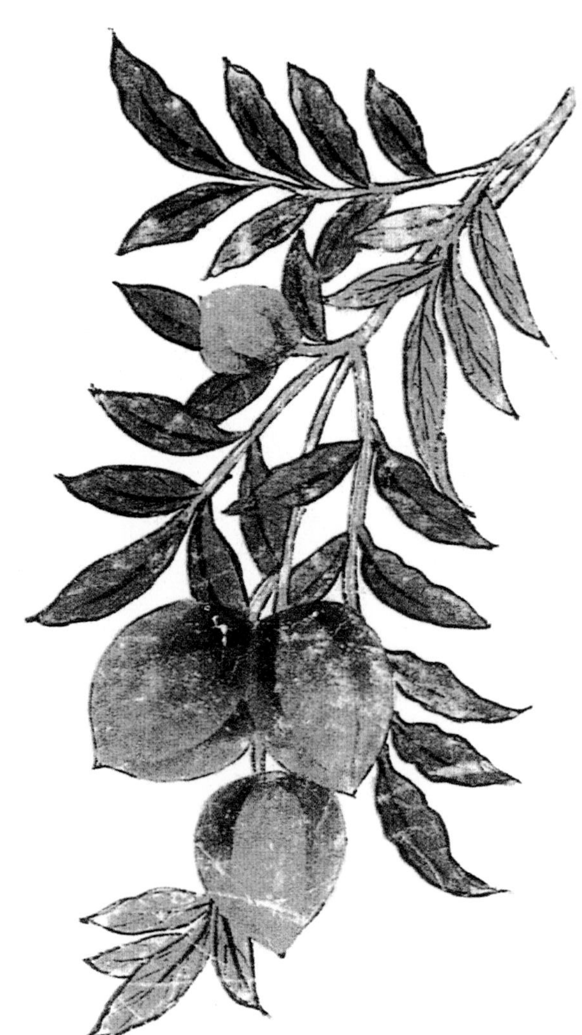

寒露

消食祛痰的『洗瘴丹』

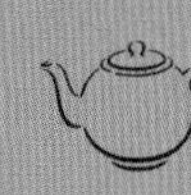

解 槟榔中含有多种人体所需的营养元素和有益物质，能下气、消食、祛痰。但槟榔本身具有致癌性，所以要少吃槟榔。

「原典」

檳榔味辛溫無毒消穀逐水除痰癖洩滿下氣宣臟腑壅滯墜諸藥下行殺三蟲及寸白多食傷真氣閩廣人取蒟醬葉裹檳榔食之辛香膈間爽快加蜆灰更佳但吐紅不雅一名扶留所謂檳榔為命雜扶留是也

槟榔，味辛，温，无毒。消谷逐水，除痰癖泄满，下气，宣脏腑壅滞，坠诸药下行，杀三虫及寸白。多食伤真气。闽广人取蒟酱叶裹槟榔，食之辛香，膈间爽快，加蚬灰更佳，但吐红不雅。一名扶留，所谓槟榔为命杂，扶留是也。

橘

寒露。果类

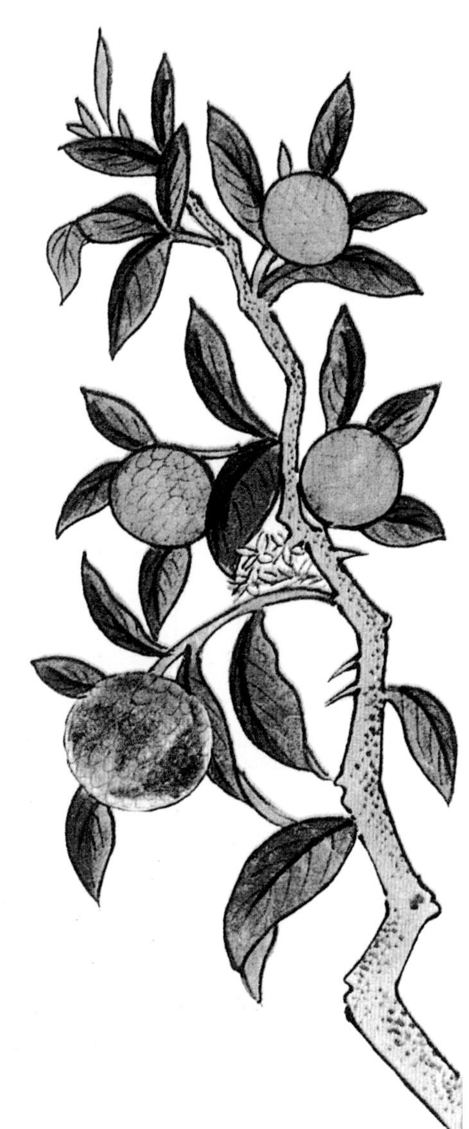

一年好景君须记，
最是橙黄橘绿时。

——《赠刘景文》

寒露

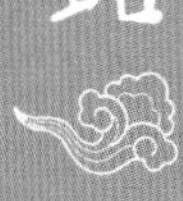

理气和胃的水果

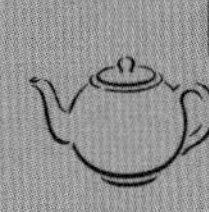

解 橘子富含维生素C和柠檬酸，能美容养颜，消除疲劳。果皮上所含的果胶还能降低胆固醇。川红橘、茶枝柑的皮晒干一年以上就是陈皮，未成熟的橘子的皮是青皮，这两种都是中药方中常用的材料。

「原典」

橘味辛苦温無毒主胸中瘕熱逆氣利水穀除膈間痰導滞氣止嘔欬吐逆霍亂泄瀉久服去臭下氣通神去寸白理肺氣脾胃降痰消食

橘，味辛、苦，温，无毒。主胸中瘕热、逆气，利水谷，除膈间痰，导滞气，止呕咳、吐逆、霍乱、泄泻。久服去臭，下气通神。去寸白，理肺气脾胃，降痰消食。

霜降

一候豺乃祭兽。二候草木黄落。三候蜇虫咸俯

秋

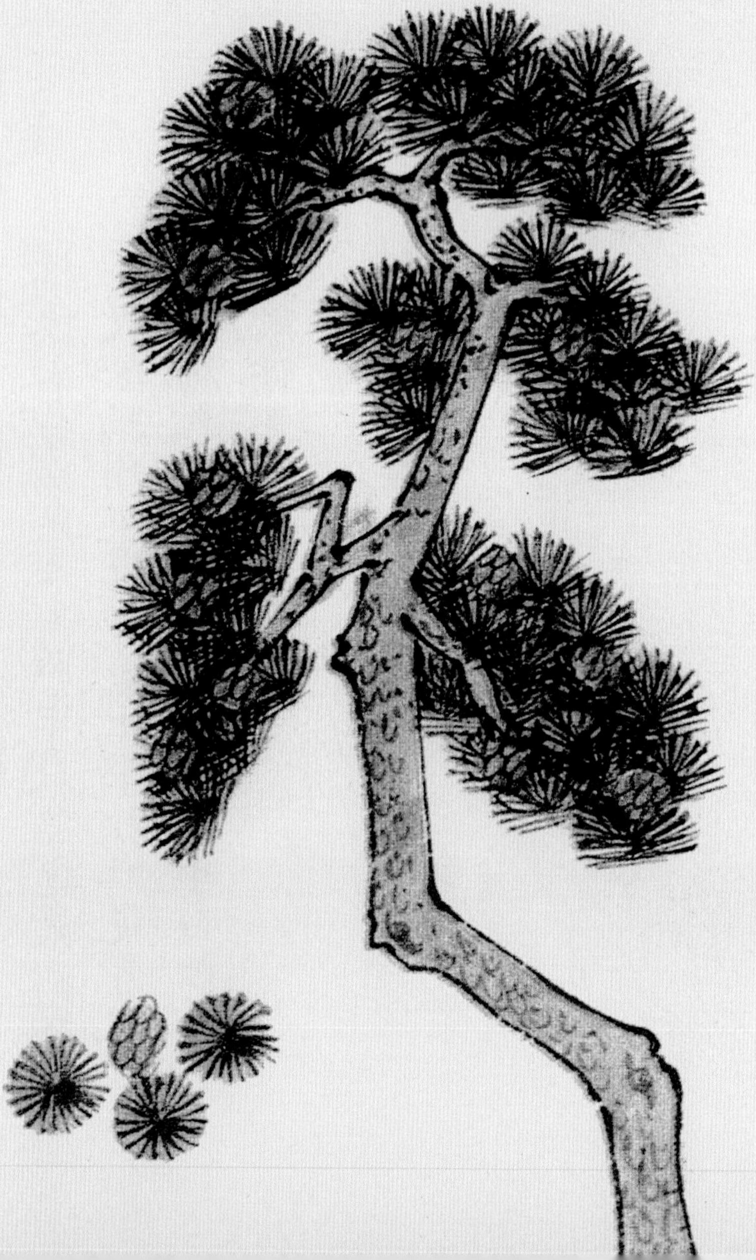

霜降

蟹類甚多螃蟹味甘寒有毒一云凉主胸中熱鮮結散血愈漆瘡養筋益氣理經脉乃食品之佳味最宜人須是八月一日蟹吃稻芒後方可食霜後更佳

蟹

鱼类

一盘蟹，顶桌菜

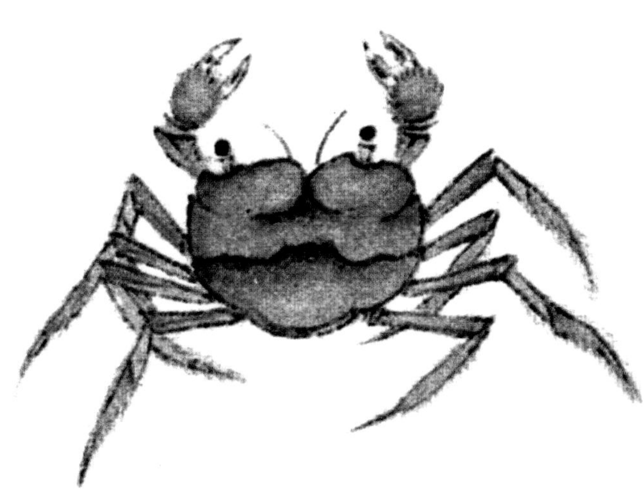

解

螃蟹大部分时间都在寻找食物，而且它们不挑食，只要能弄到的食物都吃，小鱼虾是它们的最爱。螃蟹还是人类餐桌上的美食，每到中秋前后，是吃螃蟹最好的时节。吃的时候，一定要配上姜，用来平衡螃蟹的寒性。

柑

霜降。果类

芦花独戍晚，柑实万家香。

——《送皇甫曾游襄阳山水兼谒韦太守》

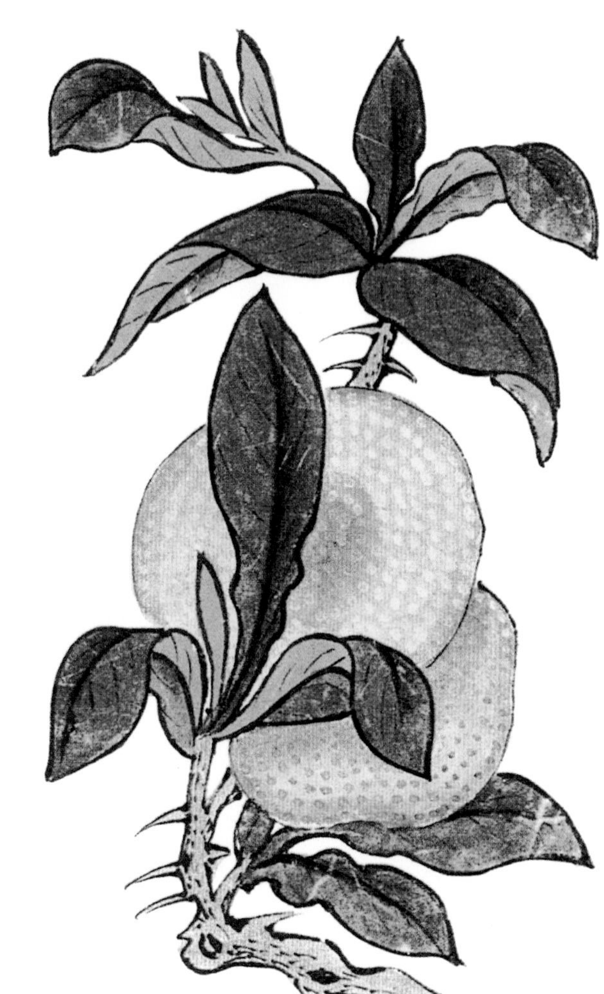

霜降

古代贡税的水果

解 柑含有丰富的糖分、果酸、蛋白质、粗纤维、无机盐和多种维生素，它可以止咳、健胃、化痰、消肿、利小便等。柑属于寒性水果，多食会让人脾虚胃冷，引发顽固的宿食。

「原典」

柑味甘大寒主利腸胃中毒熱解丹石止暴渴利小便多食令人脾冷發痼癖大腸泄山柑皮療喉痛餘不堪

柑，味甘，大寒。主利肠胃中毒热，解丹石，止暴渴，利小便。多食令人脾冷，发痼癖，大肠泄。山柑皮，疗喉痛余不堪。

松子

霜降。果类

石泉淙淙若风雨，桂花松子常满地。

——《赋得还山吟送沈四山人》

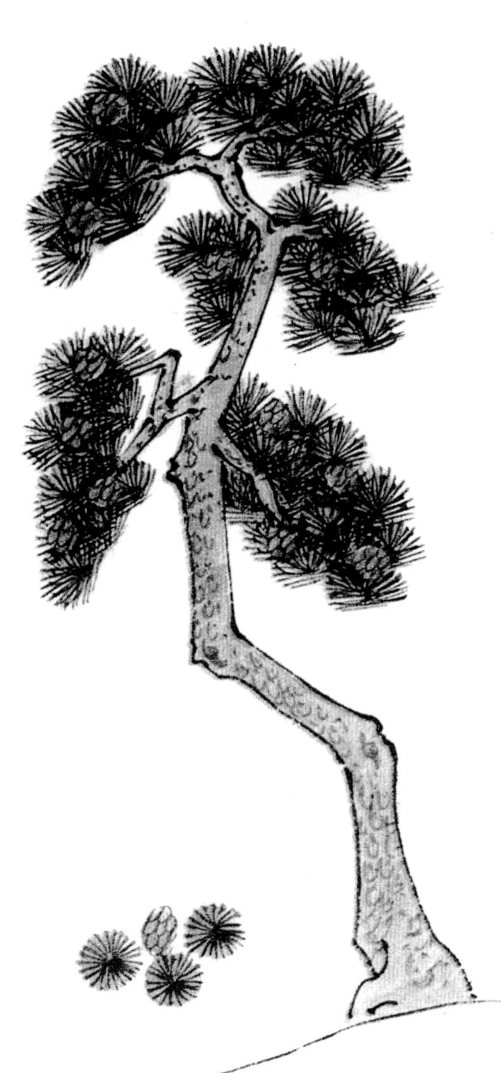

霜降

脑力劳动者的健脑佳品

解 松子不仅是美味的食物，还是食疗佳品。松子所含的不饱和脂肪酸可以增强脑细胞代谢，有维护脑细胞功能和神经功能的作用。松子中的磷和锰含量也很丰富，这对大脑和神经都有很好的补益作用，是脑力劳动者的健脑佳品。

「原典」

松子味甘温無毒主風寒氣虛羸少氣補不足服食有法列仙傳言偓佺好食松子能飛走及奔馬一種海松子主骨節風頭眩去死肌白髮散水氣潤五臟不飢

松子，味甘，温，无毒。主风寒气，虚羸少气，补不足。服食有法。《列仙传》言：『偓佺好食松子，能飞走及奔马。』一种海松子，主骨节风，头眩，去死肌、白发，散水气，润五脏，不饥。

鲇鱼

霜降。鱼类

螃蟹最恓惶，
鲇鱼尤忧虑。

——《失调名》

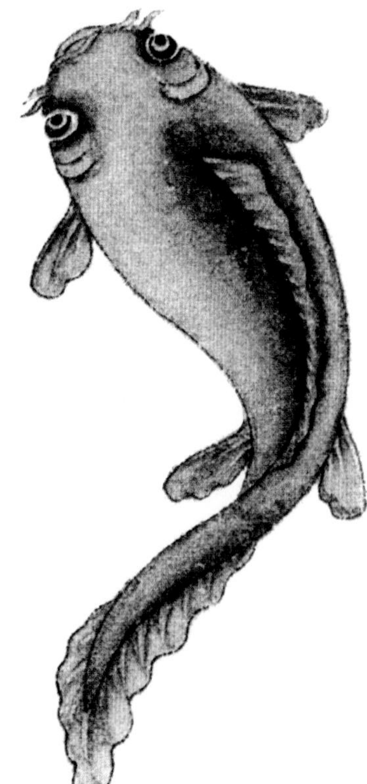

利尿祛湿的鲇鱼

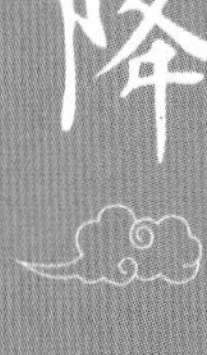

解 鲇鱼是鲶鱼的乳名，肉质细嫩，营养丰富，味美刺少，对体弱、营养不良的人有补益作用。鲇鱼能滋阴养血、补气开胃、利尿祛湿，还有催乳的功效，是产妇滋补的好物。

「原典」

鮎魚甘無毒一云有毒主水浮腫病利小便忌牛肝鮠魚似鮎美且益人下膀胱水動痼疾不可與野猪野雉同食赤目赤鬚無腮者不可食二魚寒而有毒非嘉物也

鲇鱼，甘，无毒。一云，有毒。主水浮肿病，利小便。忌牛肝、鮠鱼。似鲇，美且益人。下膀胱水，动痼疾，不可与野猪、野雉同食。赤目、赤须、无腮者，不可食。二鱼寒而有毒，非佳物也。

猪肉

霜降。兽类

何知龙肉即猪肉，
细语粗言尽入神。

——《偈二首·其二》

霜降

餐桌上常见的美味

解 猪肉是人们餐桌上常见的美味，煎、炒、烹、炸、炖等，不同的做法有不同的风味。猪肉能滋养脏腑，强壮身体，一般人都可以吃，但肥胖、高脂血症、冠心病、高血压患者要少食或禁食。

「原典」

猪肉味苦微寒主閉血脉弱筋骨發痰令人少子食之暴肥以其風虛故也瘧病金瘡勿食不可同牛肉食生寸白蟲同蕎麦食患熱風脫鬚眉

猪肉，味苦，微寒。主闭血脉，弱筋骨，发痰，令人少子，食之暴肥，以其风虚故也。疟病、金疮勿食，不可同牛肉食，生寸白虫。同荞麦食，患热风，脱须眉。

蓼

霜降。菜类

片帆孤客晚夷犹，红蓼花前水驿秋。

——《晚泊松江驿》

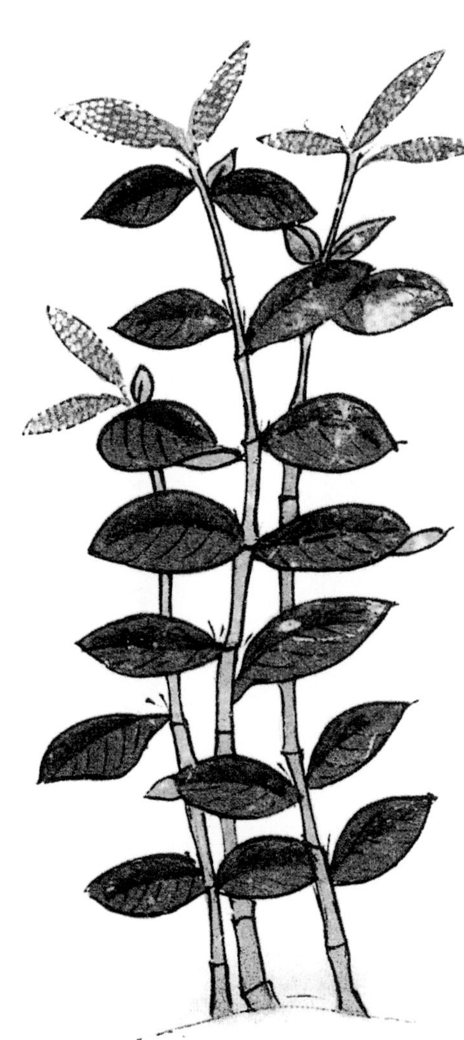

霜降

泡脚的佳选

解 蓼有明目、温中、耐风寒、下水气等功效，可以用于调理面目浮肿等症状。在生活中，人们一般是将它晒干食用。用蓼煮汤后泡脚，可以消除脚气、脚痛，还能调理脚疮。

「原典」

蓼味辛氣温無毒主明目温中耐風寒下水氣面目浮腫癰瘍瘰癧歸鼻除腎葉歸舌除大小腸氣利中霍亂轉筋取煑湯及熱将腳又擣傅小兒頭瘡

蓼，味辛，气温，无毒。主明目，温中，耐风寒，下水气，面目浮肿，痈疡瘰疬，归鼻，除肾气。叶归舌，除大小肠气，利中。霍乱转筋，多取煮汤及热捋脚。又捣敷小儿头疮。

蛤蜊

霜降。鱼类

蛤蜊因酒得天全，踞无龟壳吾非仙。

——《昌甫寄酒蛤辣螺新蟹皆山味所久无》

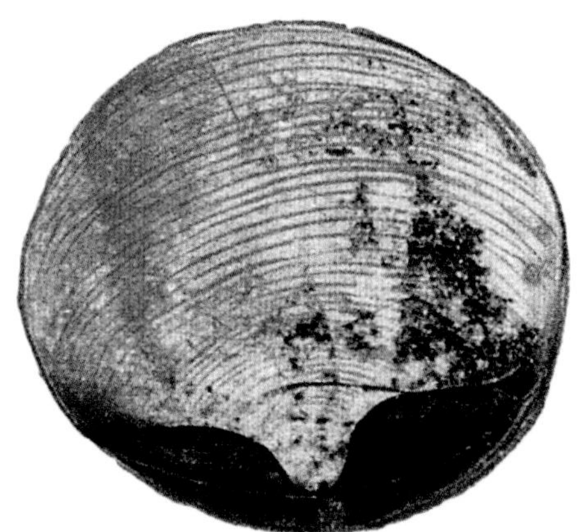

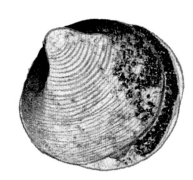

霜降

吃了蛤蜊肉，百味都失灵

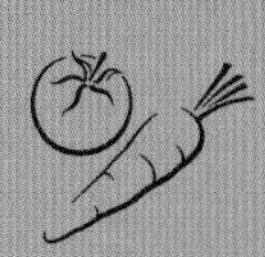

解　蛤蜊不仅味道鲜美，而且营养全面，物美价廉，被称为『天下第一鲜』『百味之冠』，江苏民间还有『吃了蛤蜊肉，百味都失灵』的说法。蛤蜊含有蛋白质、脂肪、碳水化合物、氨基酸等多种营养物质，是防治中老年慢性病的理想食品。

「原典」

蛤蜊性冷無毒丹溪云濕中有火止消渴開胃解酒毒主老癖能為寒熱者及婦人血塊煑食之此物雖冷然與丹石相反食之令腹結痛湯火傷殼燒灰油調搽神效

蛤蜊，性冷，无毒。丹溪云：『湿中有火，止消渴，开胃，解酒毒，主老痔，能为寒热者及妇人血块，煮食之。此物虽冷，然与丹石相反，食之令腹结痛。汤火伤，壳烧灰，油调搽，神效。

立冬

一候水始冰。二候地始冻。三候雉入大水为蜃

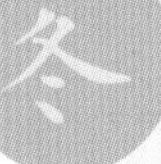

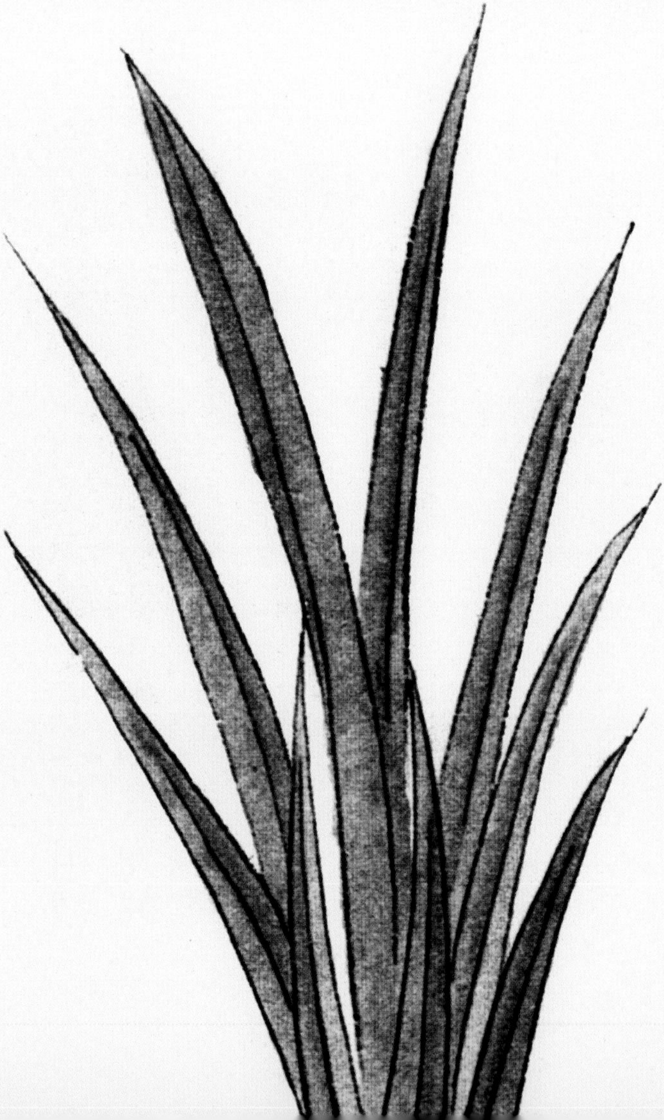

萝卜

○菜类 防癌圣品

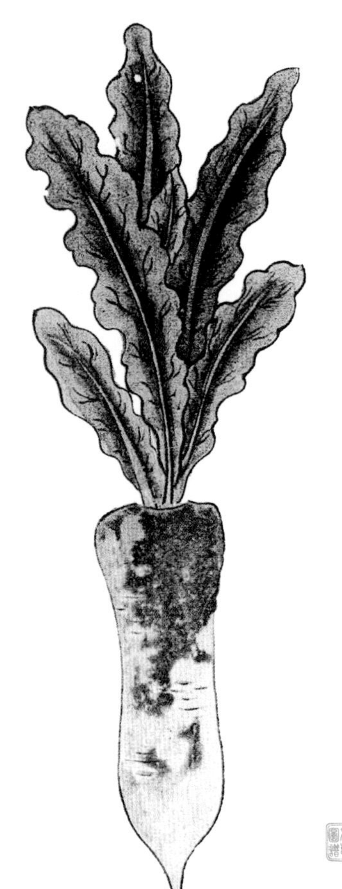

解 萝卜含有能诱导人体自身产生干扰素的多种微量元素，能增强人体的免疫力，抑制癌细胞生长，对防癌、抗癌意义重大。萝卜是我国北方常食蔬菜之一，可以炒菜、炖汤、凉拌等。

立冬

渴禁口痢大驗同猪羊肉鯽魚煑食更

補益

菘菜

立冬。菜类

栗里园荒旧日归，
手栽菘菜雨根肥。

——《题菘菜图》

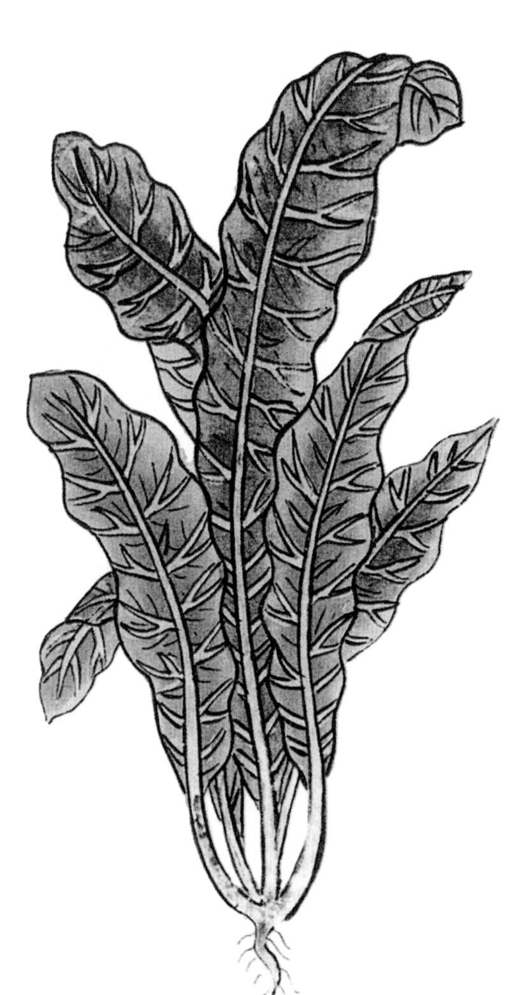

立冬

营养丰富的大白菜

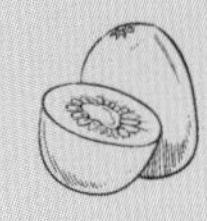

解 菘菜就是常见的大白菜。『冬日白菜美如笋』，大白菜味道鲜美，营养丰富，有『菜中之王』的美称，也是北方冬季餐桌上的常客。

「原典」

菘菜味甘温無毒利腸胃除煩解酒渴去魚腥消食下氣治瘴止熱嗽胸膈悶不益人食之覺冷薑能制之一云夏至前食發皮胃風痒動氣發病紫花菘行風氣去邪熱花糟食甚美服甘草勿食令病不愈

菘菜，味甘，温，无毒。利肠胃，除烦，解酒渴，去鱼腥，消食下气，治瘴，止热嗽，胸膈闷。不益人，食之觉冷，姜能制之。一云，夏至前食，发皮肤风痒，动气发病。紫花菘，行风气，去邪热。花，糟食甚美。服甘草勿食，令病不愈。

莼

立冬。菜类

莼菜也叫水葵、水荷叶等。

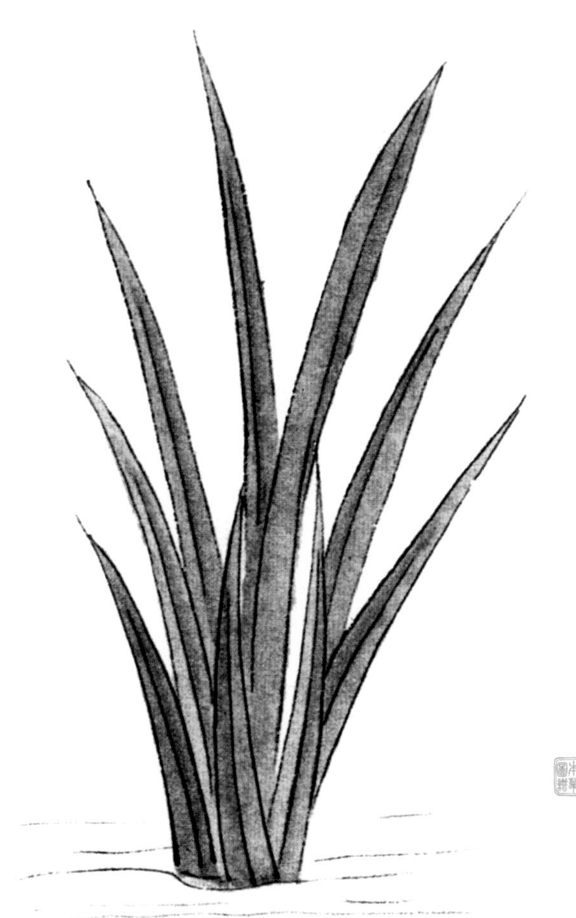

饭稻以终日，
羹莼将永年。

——《采菱词》

清热解毒的水荷叶

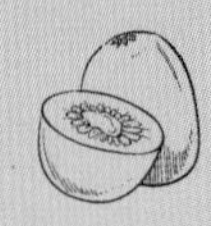

解 莼菜也叫水葵、水荷叶等，可以清热解毒，延年益寿，健胃强身，美容肌肤。现在我国比较有名的莼菜有西湖莼菜、马湖莼菜。

「原典」

蓴味甘寒無毒主消渴熱痺同鯽魚作羹食佳下水利小便解百藥毒及蠱氣下氣止嘔其性滑不益脾多食發痔損胃及齒髮面色

莼，味甘，寒，无毒。主消渴热痹。同鲫鱼作羹美食佳。下水，利小便，解百药毒及蛊气，下气止呕。其性滑不益脾，多食发痔，损胃及齿发面色。

栗

立冬。果类

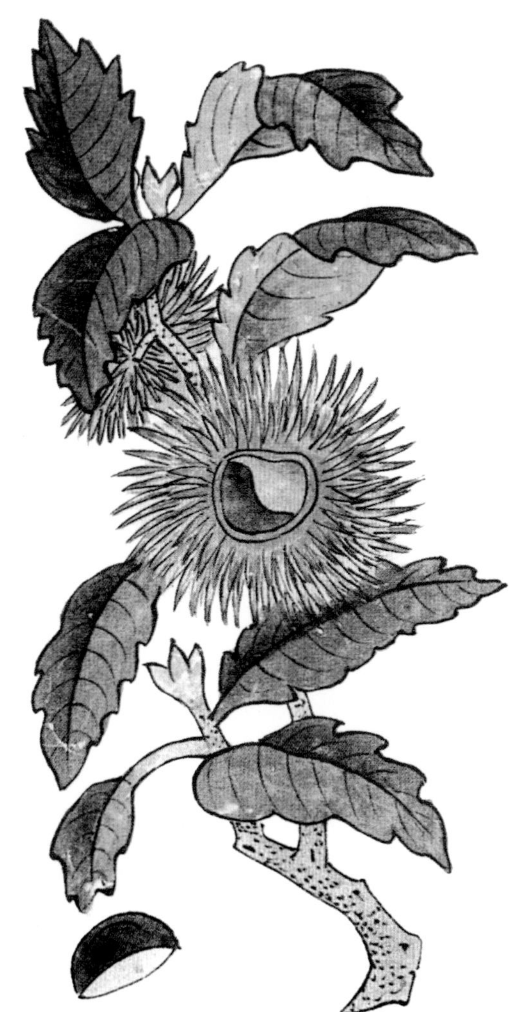

石壁倚松径，山田多栗林。

——《同群公题中山寺》

肾之果

解 栗也叫栗子、板栗，是我国最早培育的果树之一，《诗经》《左传》对栗子均有记载。栗子中含有大量淀粉、蛋白质、脂肪、维生素等，有『干果之王』的美称。中医认为栗子能补脾健胃，活血止血，补肾强筋，所以被称为『肾之果』。

「原典」

栗味鹹氣温無毒主益氣厚腸胃補腎氣腰脚無力破痃癖治血大效生則發氣熟則滯氣或日暴乾或灰火中煨令汗出或以潤砂藏之或袋盛當風懸之並令去其木氣食之良

栗，味咸，气温，无毒。主益气，厚肠胃，补肾气，腰脚无力，破痃癖，治血，大效。生则发气，熟则滞气。或日暴干，或灰火中煨令汗出，或以润砂藏之，或袋盛当风悬之，并令去其木气，食之良。

银杏

立冬。果类

金樱相亚枝枝袅，
银杏低垂颗颗圆。

——《再和四首·其四》

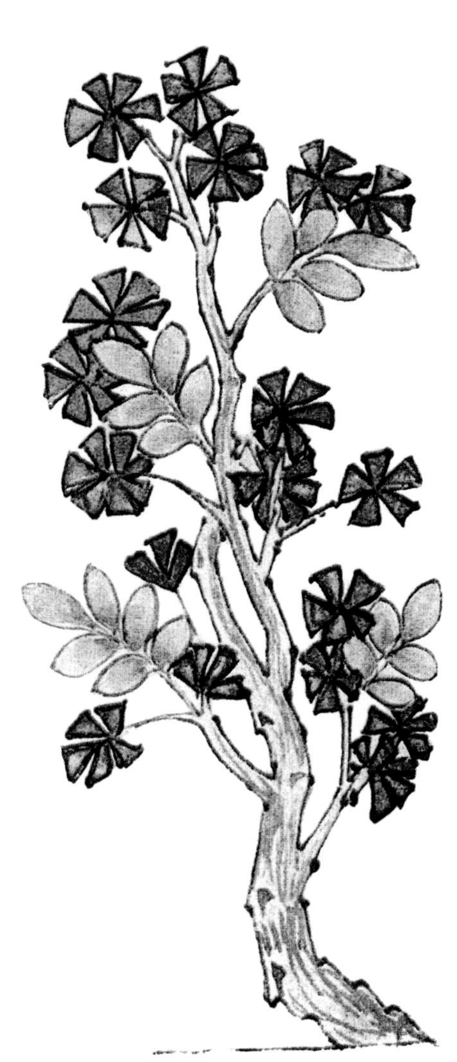

中西方都很钟爱却不能多吃的果类

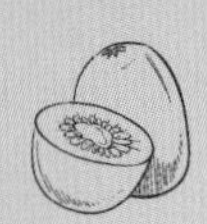

解

银杏果也叫白果，在宋朝的时候就是皇家贡品，民间经常用来摆宴席。现在世界各地都能吃到银杏果，日本人就有天天吃银杏果的习惯，西方人过圣诞节，银杏果也是不可或缺的食物。银杏果虽然有营养，但一次不能吃超过7颗，小孩子不能超过3颗，否则容易中毒。

「原典」

銀杏味甘苦平無毒主痰動風氣與鰻魚同食令人軟風小兒食之發驚

银杏，味甘苦，平，无毒。主痰动风气，与鳗鱼同食令人软风，小儿食之发惊。

橙皮

立冬。果类

竹花冬更发，
橙实晚仍垂。
——《郭北寻徐主簿别业》

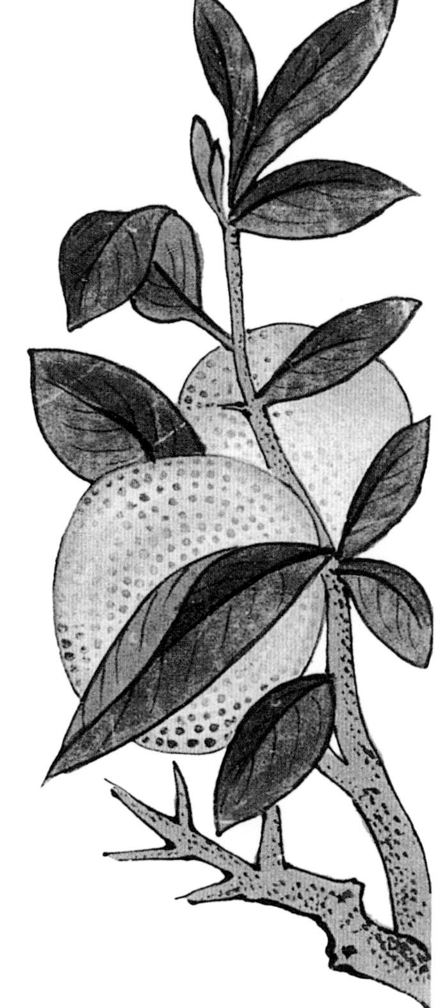

立冬

可以用来煮水洗澡，也可以制成香包

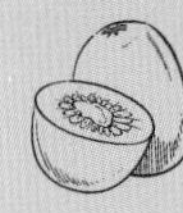

解 橙皮就是橙子的皮，橙皮能磨去死皮，其中含有的丰富的类黄酮的物质和维生素C还可以促进皮肤的新陈代谢，提高皮肤毛细血管的抵抗力。把橙皮制成香包，有驱蚊催眠的作用。用橙皮煮水泡澡，有助于皮肤保持润泽。

「原典」

橙皮味苦辛温散腸胃惡氣消食去惡心及胸中浮風氣醒宿酒或單食或和鹽及蜜食或作醬醋及和五味入魚肉菜中食甚香美且殺蟲魚毒其瓤挼去酸水細皮鹽蜜煎食去胃中惡氣浮風有大小二種皮厚皺者佳

橙皮，味苦、辛，温。散肠胃恶气，消食，去恶心及胸中浮风气，醒宿酒，或单食，或和盐及蜜食，或作酱醋，及和五味入鱼肉菜中食，甚香美，且杀虫鱼毒。其瓤，挼去酸水，细皮盐蜜煎食，去胃中恶气浮风。有大小二种，皮厚皱者佳。

羊肉

立冬。兽类

剩泼葱油抹羊肉，
不嫌潇洒爱萧骚。

——《风人一绝》

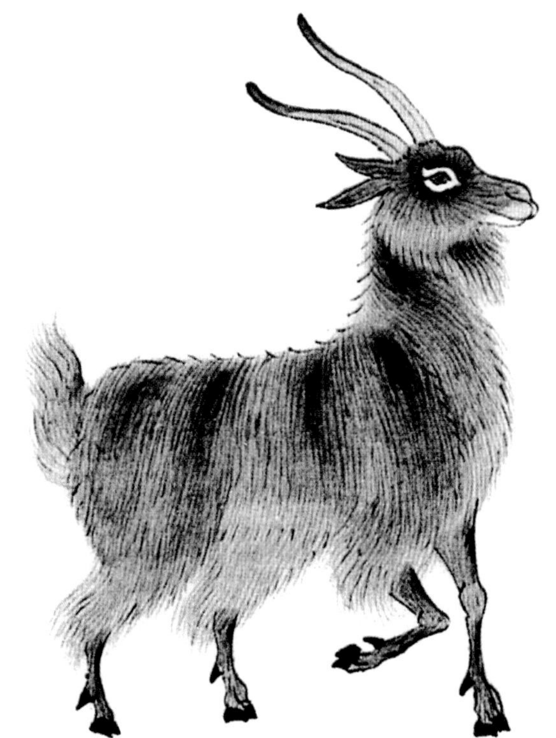

立冬

要想长寿，常吃羊肉

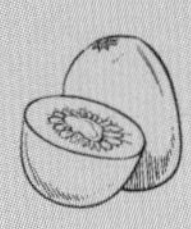

解 『要想长寿，常吃羊肉。』羊是食草动物，羊肉比较细嫩，是上等的大补品。寒冬的时候吃，既能抵御风寒，还能滋补身体。

「原典」

羊肉味甘大熱無毒主緩中字乳餘疾頭腦大風汗出虚勞寒熱開胃補中益氣肥健人安心止驚又云羊肉比人參黄耆參耆補氣羊肉補形

羊肉，味甘，大热，无毒。主缓中，字乳余疾，头脑大风，汗出，虚劳寒热，开胃，补中益气，肥健人，安心止惊。又云，羊肉比人参、黄芪。参芪补气，羊肉补形。

小雪

一候虹藏不见。二候天气上升，地气下降。三候闭塞而成冬

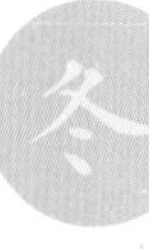

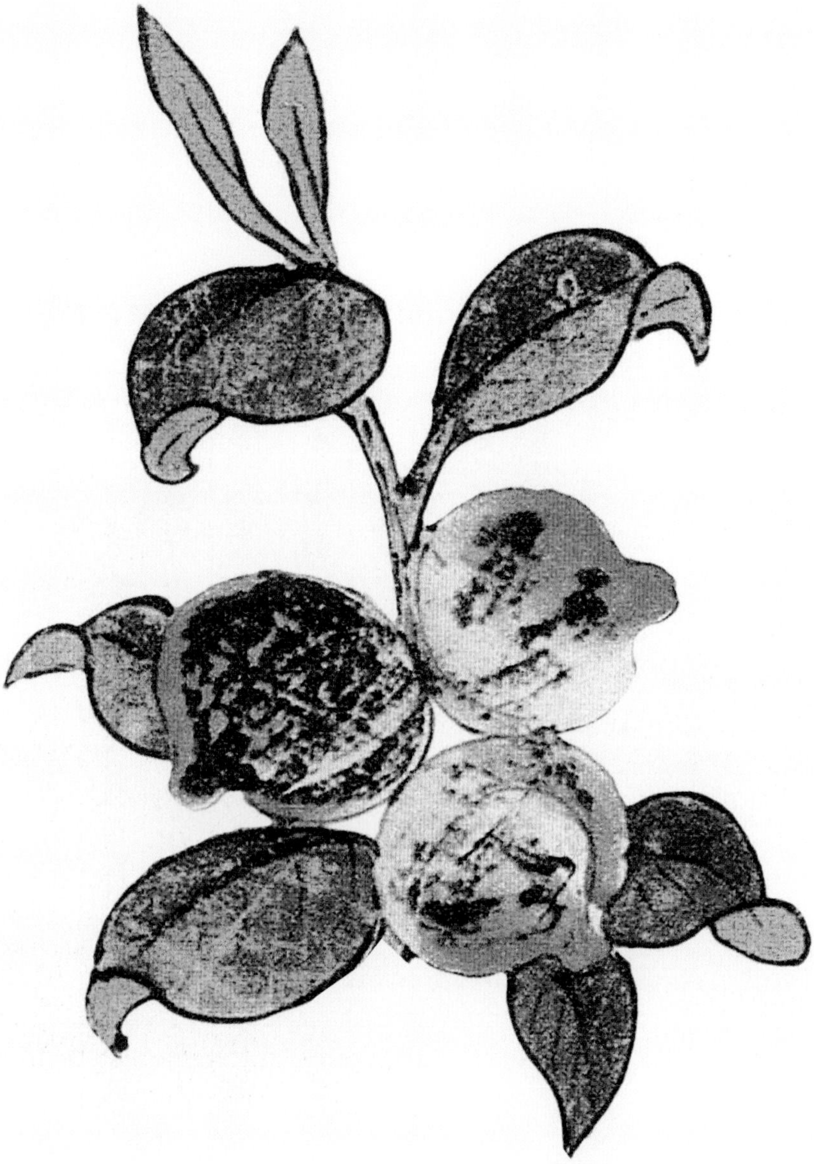

紫菜味甘寒下熱解煩療癭瘤結氣不可多食令人腹痛發氣吐白沫飲少醋即消其中有小螺螄損人須擇出凡海菜皆然

紫菜

。菜类

能增强记忆力的海产品

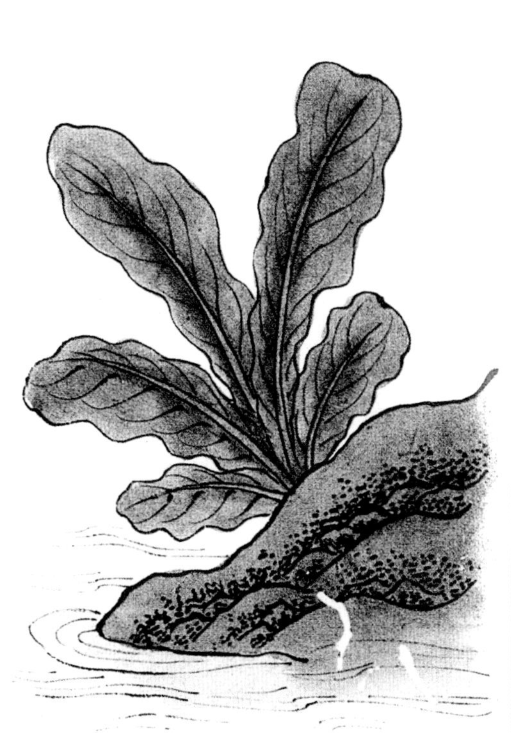

解　紫菜是我们常吃的海产品，它含有丰富的胆碱和钙、铁，能帮助我们增强记忆力，有利于牙齿的生长和保健。紫菜中含有的多糖还可以使人体提高免疫力。紫菜的吃法有很多，如紫菜蛋花汤、凉拌紫菜等。

甘蔗

小雪。果类

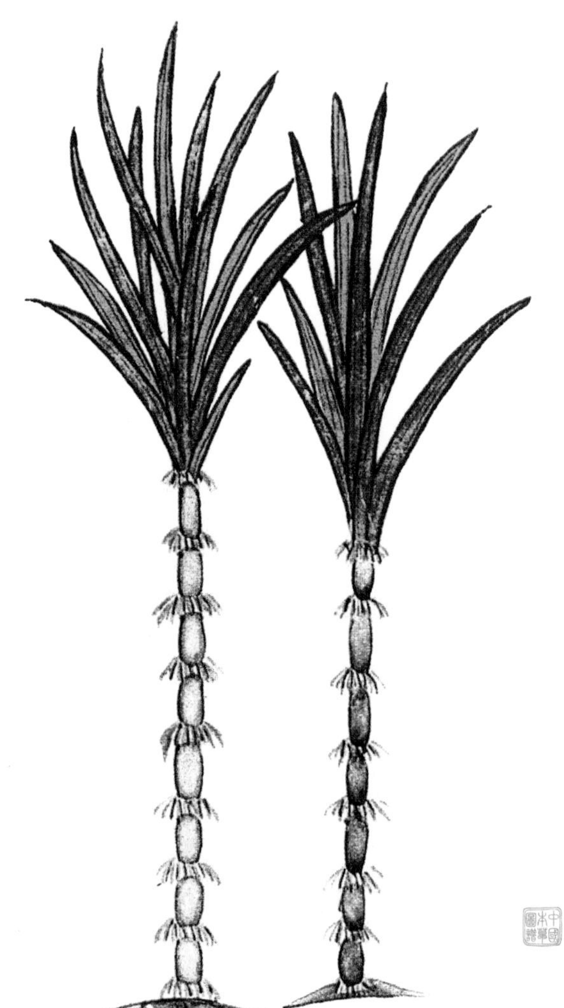

加餐共爱鲈鱼肥，
醒酒仍怜甘蔗熟。

——《送山阴姚丞携妓之任兼寄山阴苏少府》

小雪

可以当水果吃，也可以用来榨糖

解 甘蔗含有丰富的糖分、水分，还有对人体新陈代谢特别有益的维生素、脂肪、蛋白质等物质。甘蔗分为紫皮甘蔗、红皮甘蔗、绿皮甘蔗，紫皮甘蔗主要当水果吃，红皮甘蔗主要用来榨糖，而绿皮甘蔗主要用来煲汤。

「原典」

甘蔗味甘平無毒主下氣和中助脾氣利大腸病反胃取搗汁和薑汁服之愈又云療發熱口乾小便澁

甘蔗，味甘，平，无毒。主下气和中，助脾气，利大肠。病反胃，取捣汁和姜汁服之愈。又云，疗发热，口干，小便涩。

猕猴桃

小雪。果类

夜寒月落霜在枝，擘破猕猴不敢食。

——《山桃》

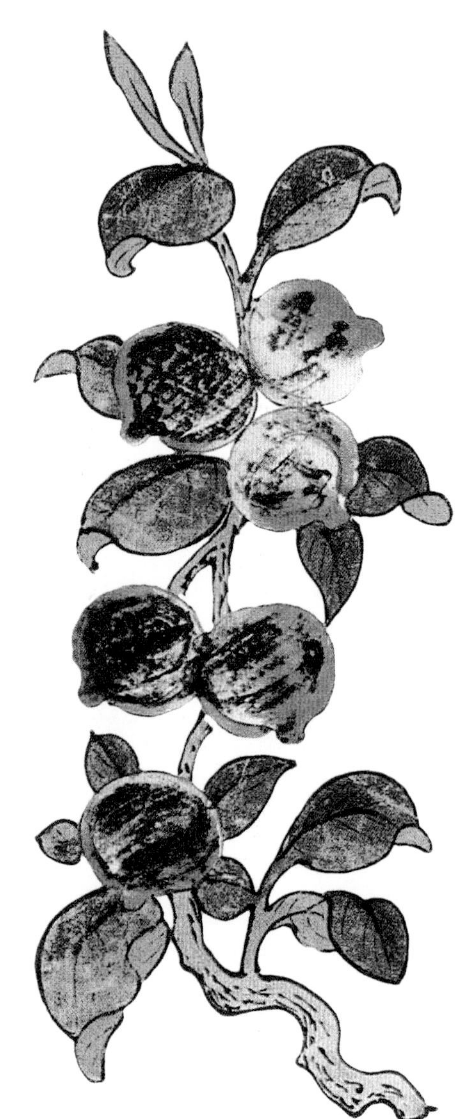

小雪

营养密度最高的水果

解 猕猴桃是营养密度很高的一种水果，在国外经常被瑜伽营养疗法用来治疗癌症和心脏病。猕猴桃口感柔软，营养丰富，有『超级水果』『抗癌仙果』等多种美誉。

「原典」

獼猴桃味酸甘寒無毒止暴渴解煩熱冷脾胃動溲僻壓丹石下石淋熱壅不可多食令人臟寒洩此桃考之本草言藤生附樹葉圓有毛其形似鷄卵大其皮褐色經霜始甘美可食衍義言生則極酸十月爛熟始食

猕猴桃，味酸、甘，寒，无毒。止暴渴，解烦热，冷脾胃，动溲僻，压丹石，下石淋热壅。不可多食，令人脏寒，泄。此桃考之《本草》，言：『藤生附树，叶圆有毛，其形似鸡卵大，其皮褐色，经霜始甘美可食。』《衍义》言：『生则极酸，十月烂熟始食。』

柚

小雪。果类

橘柚垂华实，乃在深山侧。

——《古诗三首·其一》

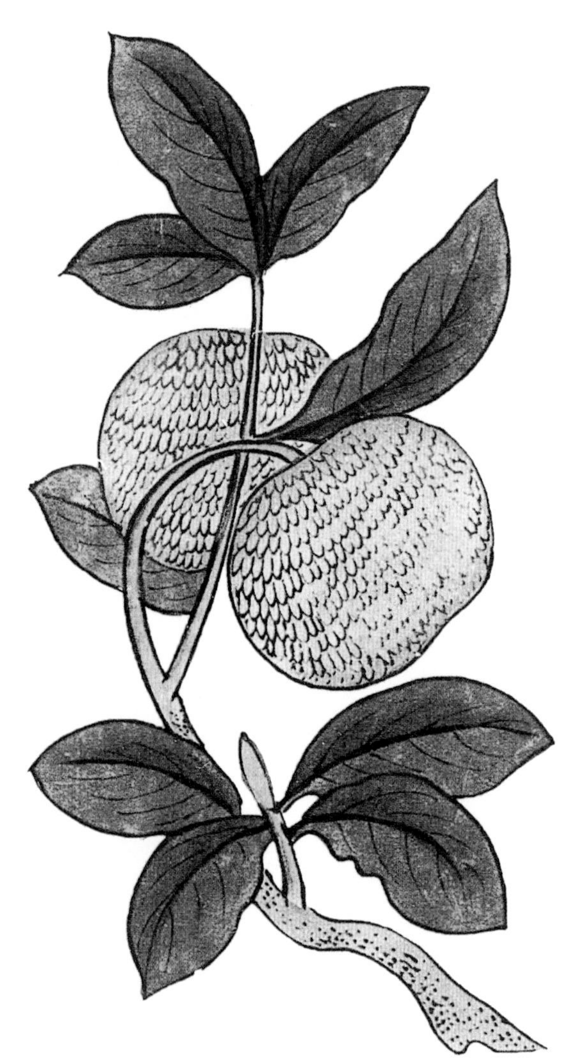

小雪

天然水果罐头

解　柚子清香酸甜，营养丰富，是医学界公认的食疗水果。柚子皮厚，能让柚子存放很长时间，有『天然水果罐头』的美称。新鲜的柚子中含有大量的维生素C，能降低血液中的胆固醇。

「原典」

柚橘類本草謂橘柚一物考之郭璞曰柚似橙而大於橘呂氏春秋曰果之美者有江渚之橘雲夢之柚楚辭亦然日華子云柚子無毒治姙孕人吃食少幷口淡去胃中惡氣消食去腸胃氣解酒毒治飲酒人口氣柚橘二物分矣附之以俟知者擇焉

柚橘类。《本草》谓：『橘柚一物。考之，郭璞曰：「柚似橙而大于橘。」《吕氏春秋》曰：「果之美者有江渚之橘，云梦之柚。」』《楚辞》亦然。《日华子》云：『柚子无毒，治妊孕人吃食少并口淡，去胃中恶气，消食，去肠胃气，解酒毒，治饮酒人口气，柚、橘二物分矣，附之以俟知者择焉。』

石首鱼

小雪。鱼类

石首鱼就是黄花鱼。

莫与粉红参石首，
天机衮衮水流东。

——《题墨肘鱼》

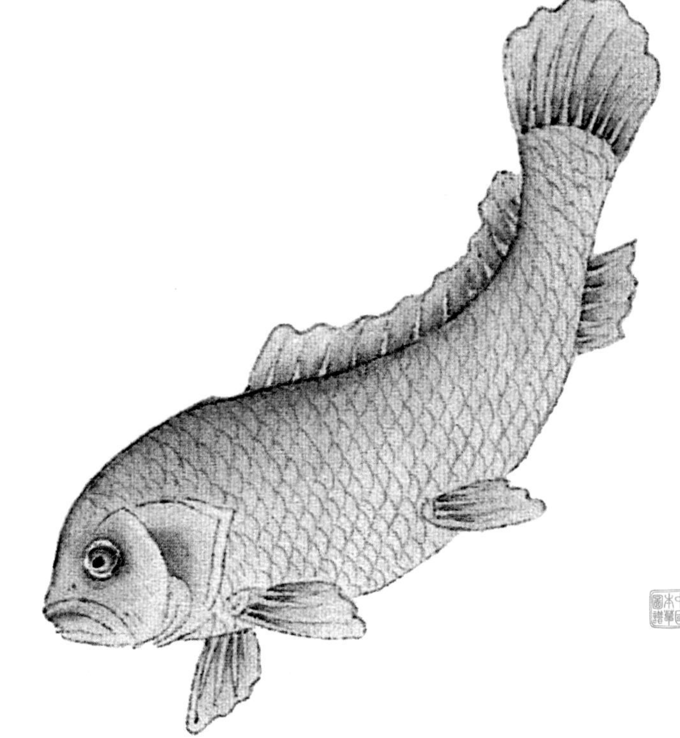

小雪

肉质肥厚的黄花鱼

解 石首鱼就是黄花鱼，是我国老百姓餐桌上常见的佳肴。黄花鱼肉质肥厚、脆嫩，容易消化吸收，有明目、安神、益气、健脾等功效。

「原典」

石首魚味甘無毒開胃益氣乾者爲鮝魚消宿食消瓜成水主中惡暴痢用大麥稃包不露風陳久愈好否則發紅失味又云魚首有石如碁子磨服治淋

石首鱼，味甘，无毒。开胃益气。干者，为鲞鱼，消宿食，消瓜成水，主中恶暴痢。用大麦秆包，不露风，陈久愈好。否则发红失味。又云，鱼首有石如棋子，磨服治淋。

蚶

小雪。鱼类

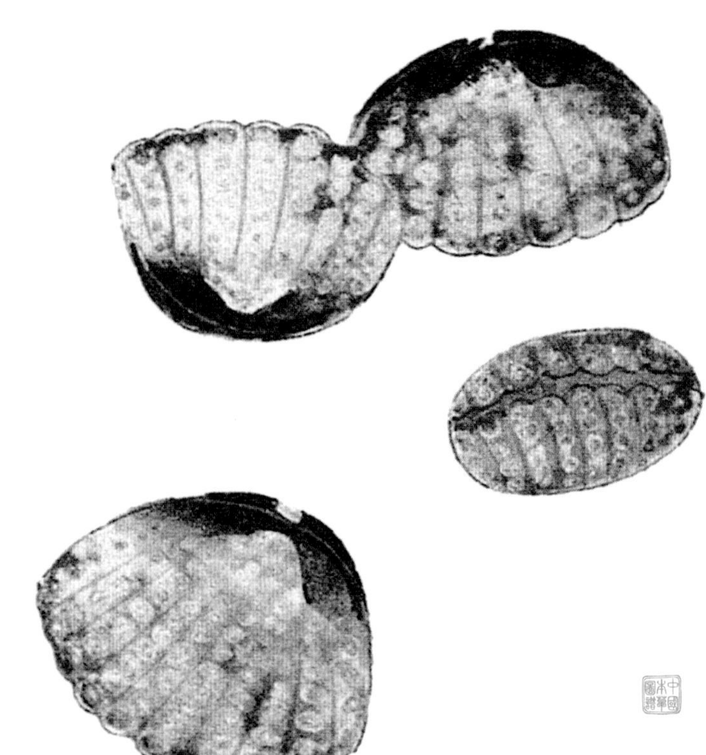

宣父蒲菹真可学，钟屼蚶蛎更无求。

——《绝荤》

小雪

健脾开胃的贝类

解 蚶利五脏，消食，开胃，健脾，是身体虚弱、气血不足的人的首选补品。

「原典」

蚶味甘温無毒主心腹冷氣腰脊冷風利五臟益血温中起陽消食健脾令人能食

蚶，味甘，温，无毒。主心腹冷气，腰脊冷风，利五脏，益血温中，起阳，消食健脾，令人能食。

茴香

小雪。味类

怀香握兰今几春，
琐闼画省曾弥纶。

——《贺吕守用中》

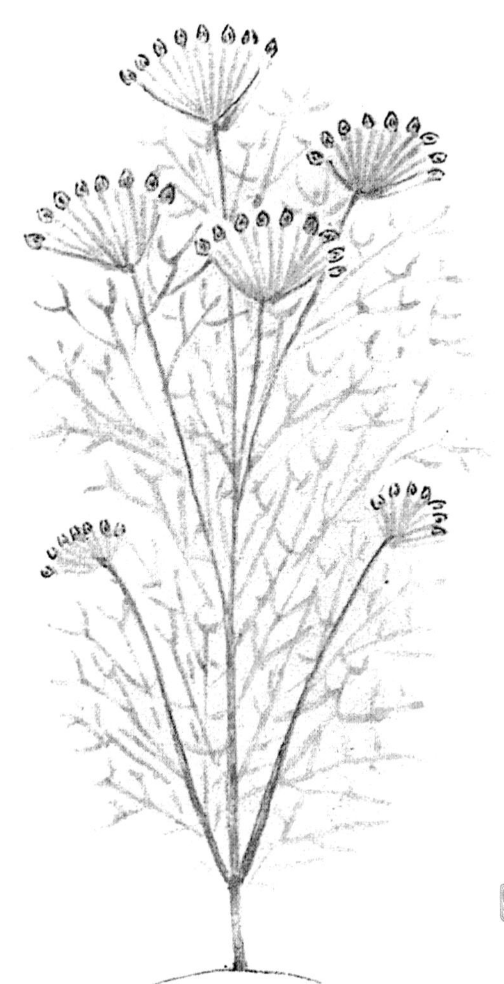

小雪

既能做调料，也能入药

解 茴香也叫怀香，分大、小茴香两种，都是平时常用的调料，也是做鱼、炖肉、制作卤制品的必用之物，它能除去肉中的臭气，重新添香，所以叫『茴香』。其中，大茴香也叫大料、八角茴香，主要用来烹制肉食，小茴香则因其有香气，常被用作包子、饺子等食物的馅料。

「原典」

茴香味辛平無毒主破一切臭氣開胃下氣止嘔吐霍亂調中止痛

茴香，味辛，平，无毒。主破一切臭气，开胃下气，止呕吐、霍乱，调中止痛。

大雪

一候鹖鴠不鸣。二候虎始交，地气下降。三候荔挺出

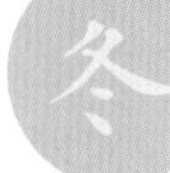

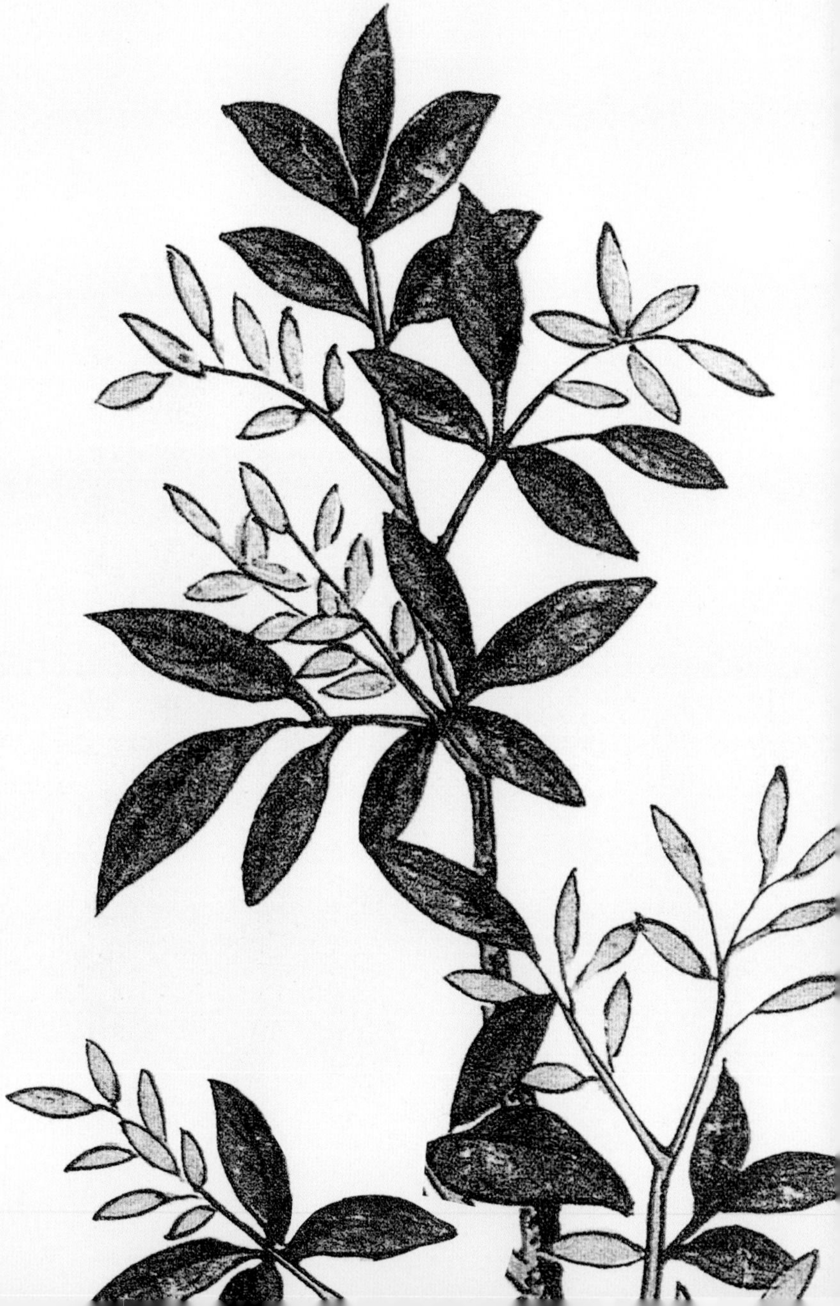

柿

。果类

可以预防心血管硬化的水果

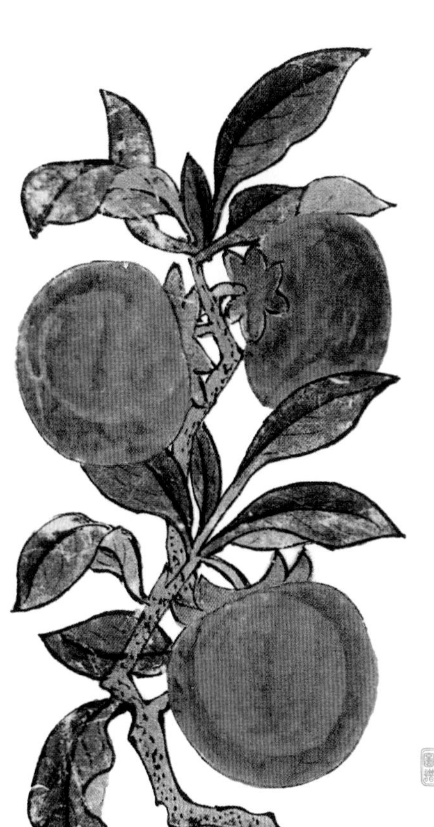

解 柿子吃起来甜腻可口，在我国是人们比较喜欢吃的一种果品。柿子富含锌，在预防心脏血管硬化方面，比苹果的效果还好。柿子还能清热去燥，生津止渴，还是调理慢性支气管炎、高血压、动脉硬化的天然保健品。

柿味甘氣寒無毒屬陰主通耳鼻氣補勞
潤心肺止渴澁腸療肺痿心熱咳消痰
為陰而有收之意止血治嗽亦可為助
同蟹食即腹痛大瀉

鳗鲡鱼

大雪。鱼类

鳗鲡鱼就是鳗鱼。

老鹤栖巢稳，灵鳗蛰井深。

——《宝林寺》

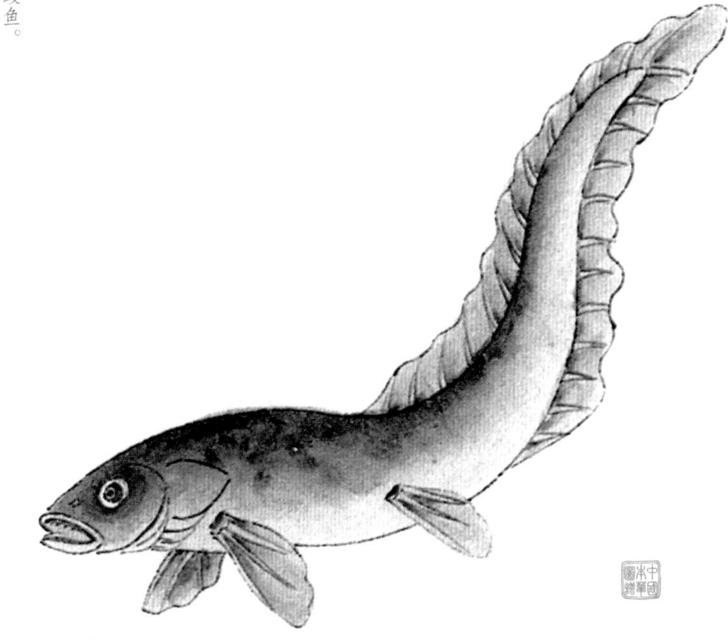

水中人参

解　鳗鲡鱼就是鳗鱼，肉质细嫩，营养价值高，广东、福建一带视其为高级滋补品，称其为『水中人参』。鳗鲡鱼的肉、骨、血、鳔等均可入药，能治疗肺结核经久不愈而造成的身体虚弱，结核发热，赤白带下，风湿，骨痛，体虚等症。

「原典」

鰻鱺魚味甘有毒一云平微毒主五痔瘡瘻腰背濕風痺常如水洗及濕脚氣一切風瘙如蟲行者殺猪蟲諸草石藥毒勞瘵人食之殺蟲

鳗鲡鱼，味甘，有毒。一云，平，微毒。主五痔疮瘘，腰、背湿风痹，常如水洗及湿脚气，一切风瘙如虫行者，杀猪虫、诸草、石药毒。劳瘵人食之，杀虫。

蛏

大雪。鱼类

满坐诧美欢笑谈，肯复重顾蛏与蚶。

——《又赋京师初食车螯》

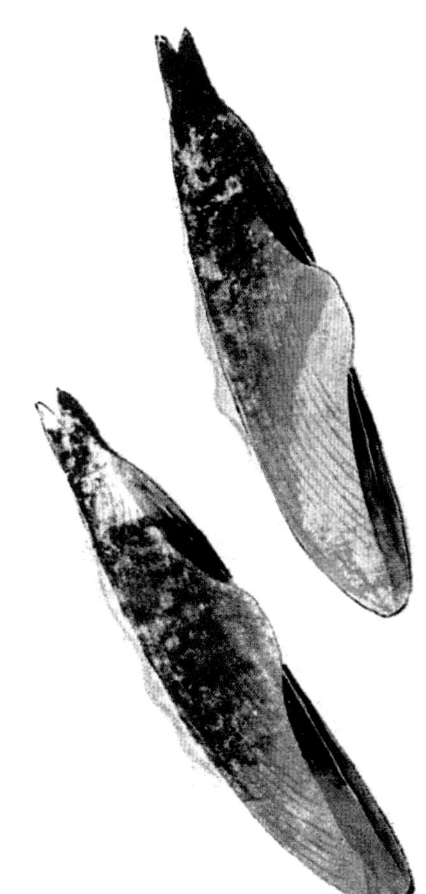

大雪

补阴除烦
解酒毒

解 蛏子肉质鲜美，含有丰富的蛋白质、钙、镁、铁等多种营养素，对产后虚损、烦热口渴、湿热水肿等都有疗效。

「原典」

蟶甘溫無毒補虛產後虛損主冷痢邪熱煩悶疫後忌食

蛏，甘，温，无毒。补虚，产后虚损，主冷痢，邪热烦闷。疫后忌食。

砂糖

大雪。味类

古人将红糖和白糖合称为砂糖。

水团冰浸砂糖裹。有透明角黍松儿和。

——《失调名·其一·端五》

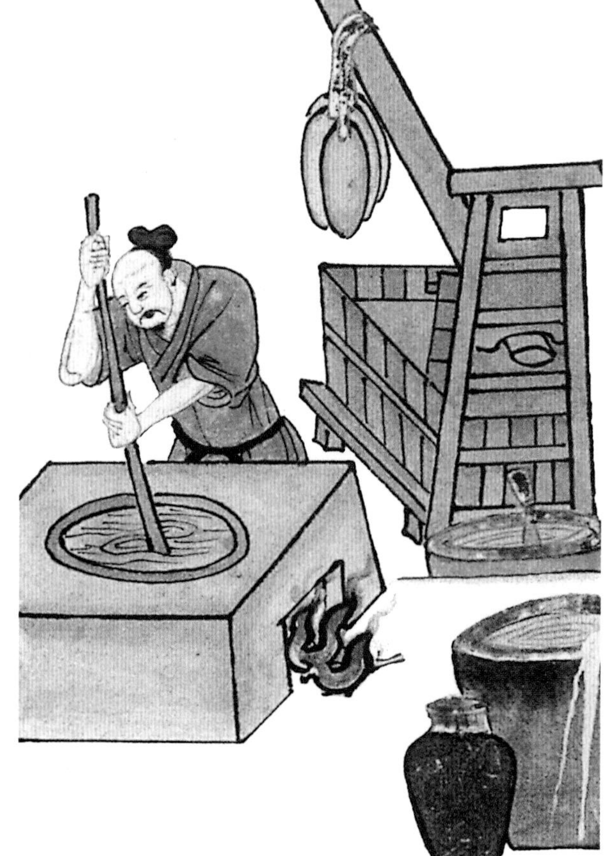

大雪

保留了甘蔗汁中的全部成分

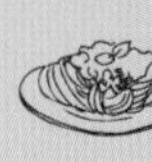
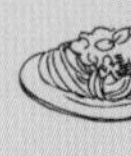

解 古人将红糖和白糖合称为砂糖。砂糖几乎保留了甘蔗汁中的全部成分，还含有多种维生素和微量元素，如铁、锌、锰、铬等，而红砂糖的营养成分要比白砂糖高很多。

「原典」

砂糖味甘寒無毒性冷利主心肺大腸熱和中助脾殺蠱解酒毒多食損齒發疳心痛生蟲消肌小兒尤忌

砂糖，味甘，寒，无毒，性冷利。主心肺大肠热，和中助脾，杀蛊，解酒毒。多食损齿，发疳，心痛，生虫，消肌，小儿尤忌。

驴肉

大雪。兽类

门连野水风长到，
驴放秋原夜不归。

——《赠项斯》

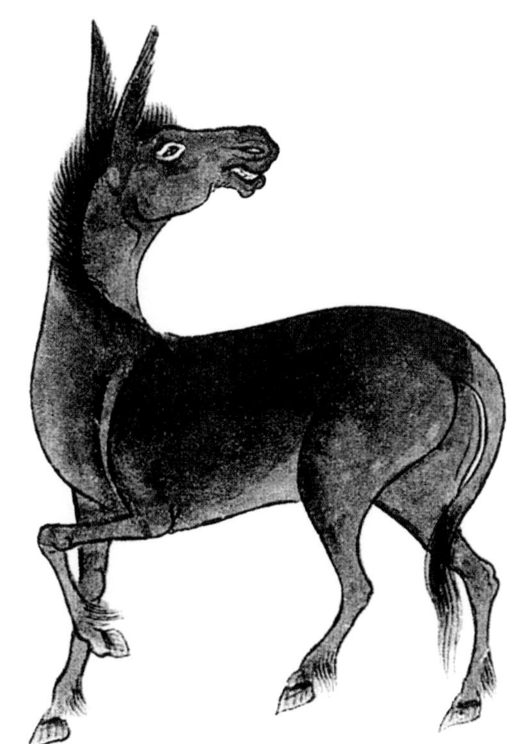

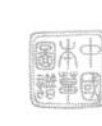

大雪

天上龙肉，地上驴肉

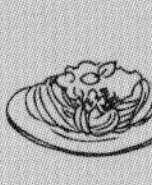

解 民间有『天上龙肉，地上驴肉』的说法，可见驴肉有多鲜美。驴肉高蛋白、高氨基酸、低脂肪、低胆固醇，是动脉硬化、冠心病、高血压患者的恩物。驴肉营养丰富，是老幼病弱等调理身体的滋补佳品。女性朋友经常吃的阿胶，就是用驴皮熬成的。

「原典」

驢肉凉無毒主風狂憂愁不樂能安心氣烏驢佳一云食之動風脂尤甚屢試驗諸家云治風恐未可憑其用烏驢者盖因水色以制熱則生風之意凡腹内物食之皆令筋急尿屎皆入藥

驴肉，凉，无毒。主风狂，忧愁不乐，能安心气。乌驴佳。一云，食之动风，脂尤甚，屡试验。诸家云，治风恐未可凭，其用乌驴者，盖因水色，以制热则生风之意。凡腹内物，食之皆令筋急。尿、屎皆入药。

橄榄

大雪。果类

果酸尝橄榄，花好插蔷薇。

——《谪居感事》

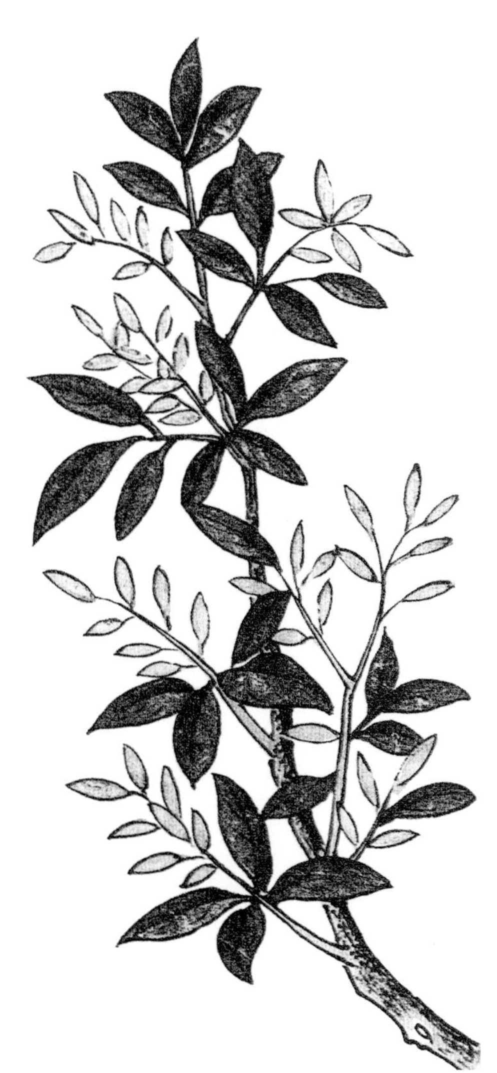

大雪

营养丰富的天堂之果

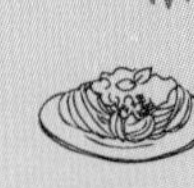

解 在古代奥运会中，获胜者的唯一奖品就是橄榄枝，人们称它为『天堂之果』。橄榄味涩，久嚼香甜可口，余味无穷。新鲜橄榄含钙较多，可以促进孩子的骨骼发育，还能解煤气、酒精和鱼蟹中毒。

「原典」

橄欖味酸澁甘温無毒主消酒開胃下氣止泄解魚毒尤解鯸鮐魚毒核中仁去唇吻燥痛丹溪云味澁而生甘醉飽宜之然性熱多食能致上壅核分二瓣蜜漬食佳

橄榄，味酸、涩、甘，温，无毒。主消酒开胃，下气止泄，解鱼毒，尤解鯸鲐鱼毒。核中仁，去唇吻燥痛。丹溪云：味涩而生甘，醉饱宜之。然性热，多食能致上壅。核分二瓣，蜜渍食佳。

芡

大雪。果类

纳凉供芡实，
载酒摘莲房。

——《题北庄用陈勉仲韵》

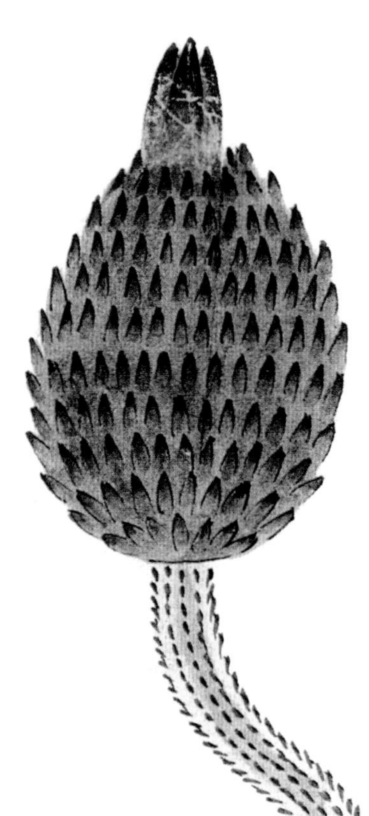

大雪

特别容易消化的食物

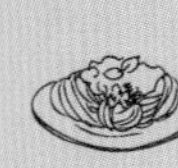

解 芡实容易消化，营养极易被人体吸收。夏天人的脾胃虚弱，及时吃些芡实，不但能健脾益胃，还能补充营养。芡实收涩作用比较强，便秘的人或产妇不宜食用。

「原典」

芡味甘氣平無毒主濕痺腰脊脚痛補中益精開胃助氣小兒食之不長蒸暴作粉食良生食動風氣多食不益脾胃且難化一云令膈上熱

芡，味甘，气平，无毒。主湿痹腰脊脚痛，补中益精，开胃助气，小儿食之不长。蒸暴作粉食良，生食动风气，多食不益脾胃，且难化。一云，令膈上热。

冬至

一候蚯蚓结。二候麋角解。三候水泉动

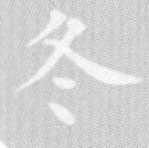

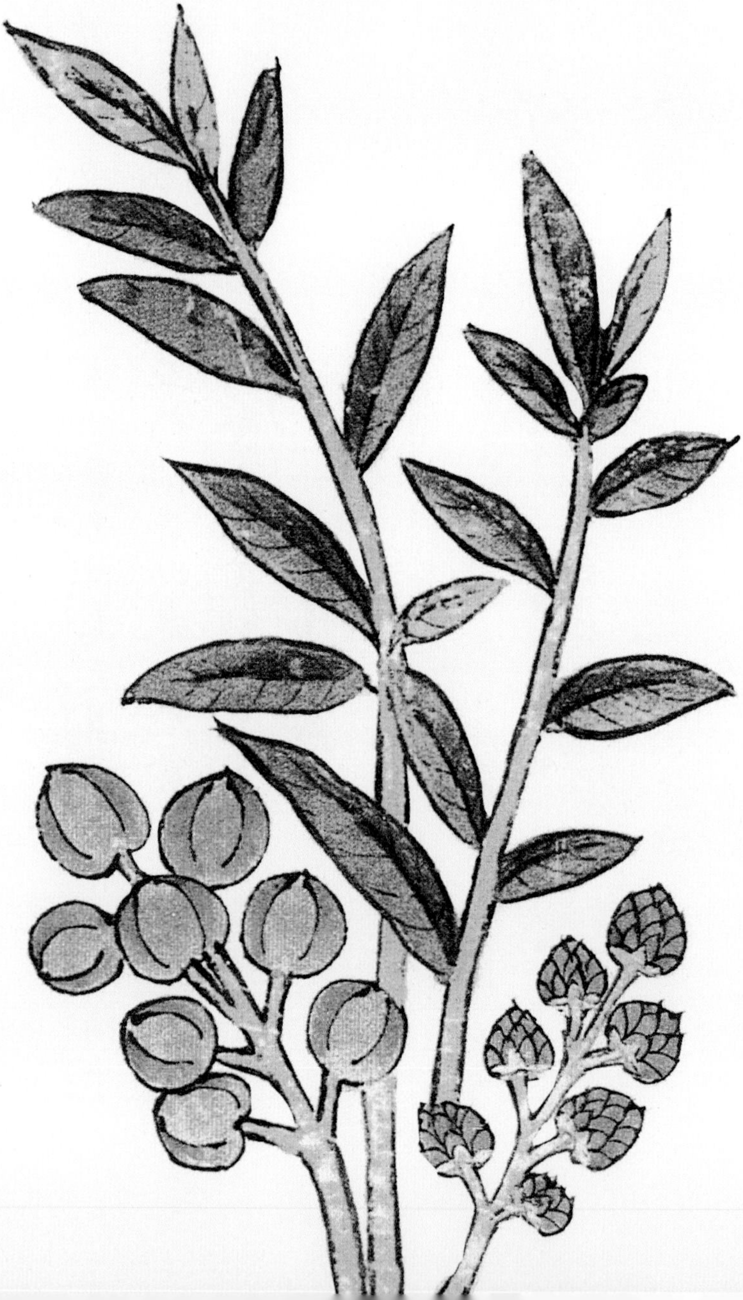

黍米味甘温無毒主益氣補中多熱令人煩又云性寒有小毒不可久食昏五臟令人好瞌小兒食之不能行緩人筋骨絶血脉不可與白酒葵菜牛肉同食有

黍米

。谷类　油炸糕的原材料

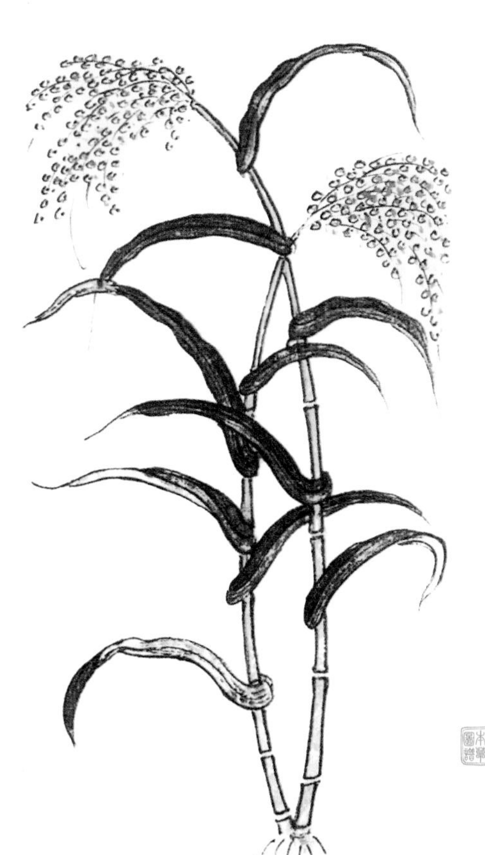

解

黍米是五谷之一，我国古代主要粮食及酿造作物。山西省北部的黍米品质最好，百姓们会把黍米制成面粉，再做成炸糕，逢年过节、男婚女嫁都用油炸糕来招待客人，是当地最有特色的风味食品。

榛子

冬至。果类

日暖山头榛子落，草深渡口鹧鸪啼。

——《曹娥庙》

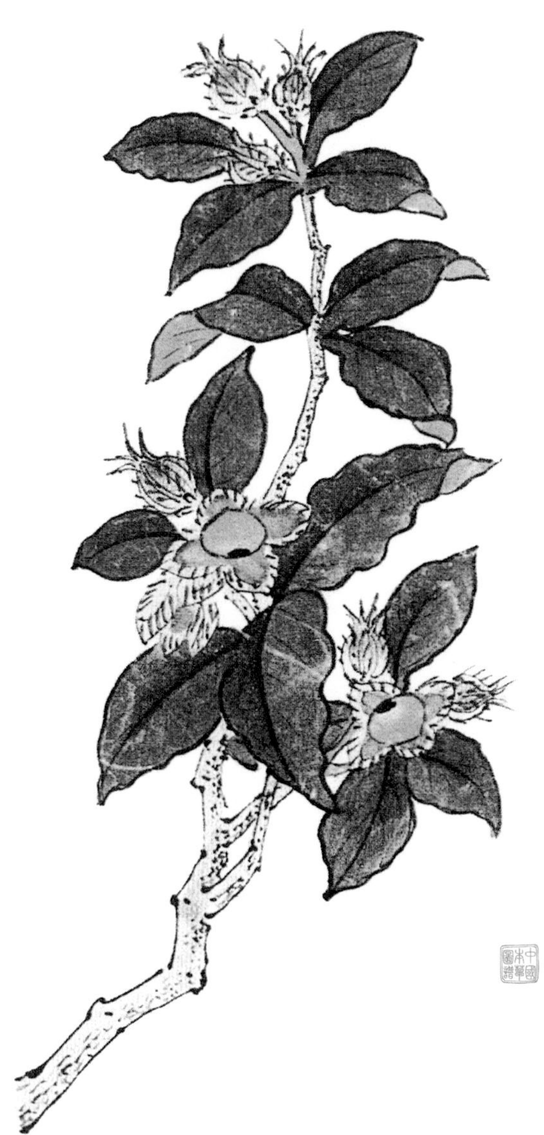

自带天然香气

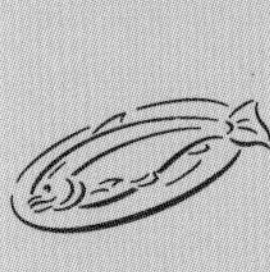

解

榛子富含油脂，对体弱、病后虚羸、容易饥饿的人有很好的调理作用。榛子自带天然香气，有开胃的功效。丰富的纤维素，还有助于消化和防止便秘。每天对着电脑工作的人可以多吃些榛子，有保护视力的作用。

「原典」

榛子味甘平無毒益氣力實腸胃調中不飢健行甚驗

榛子，味甘，平，无毒。益气力，实肠胃，调中不饥，健行，甚验。

黄精

冬至。果类

而今餐食黄精饭，腹饱忘思前日饥。

——《酬惠米》

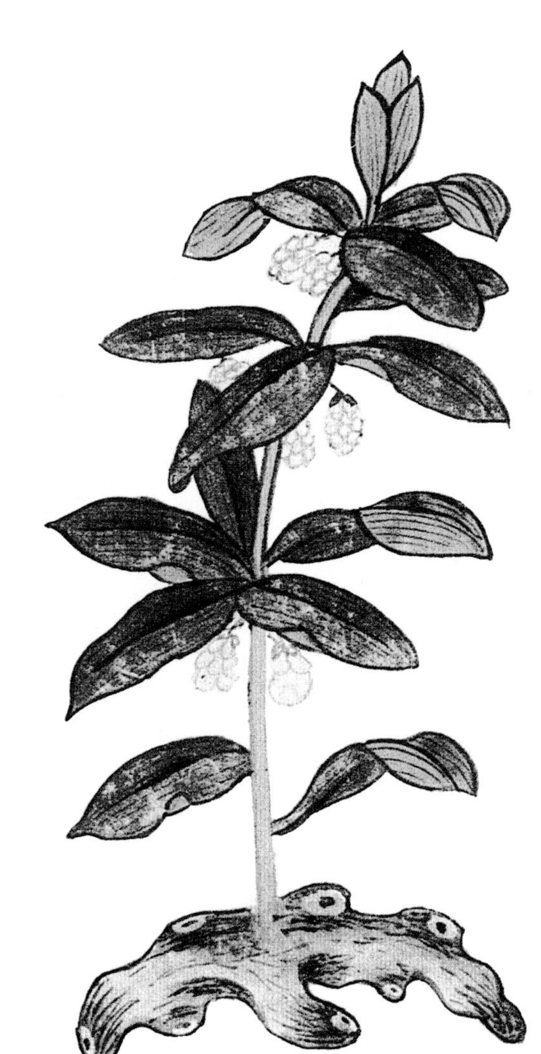

冬至

祛除风湿的好药

解 黄精可以补中益气，祛除风湿，九蒸九晒后食用比较好。

「原典」

黄精味甘平無毒補中益氣除風濕益脾潤肺九蒸九暴食之又言餌之可以長生

黄精，味甘，平，无毒。补中益气，除风湿，益脾润肺，九蒸九暴食之。又言，饵之可以长生。

豆蔻

冬至。果类

蛮歌豆蔻北人愁，
松雨蒲风野艇秋。

——《浪淘沙二首·其二》

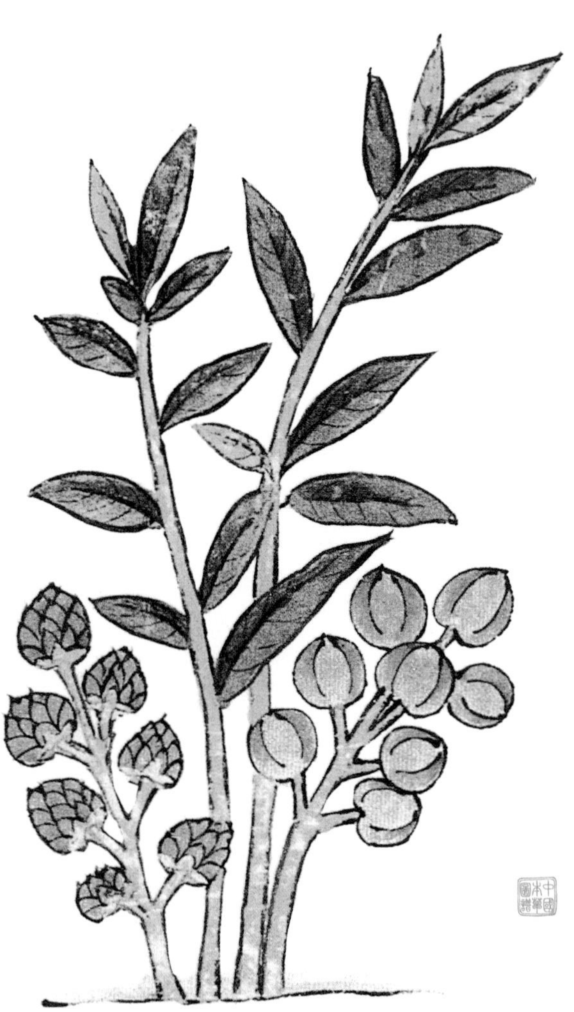

冬至

能祛除异味的水果

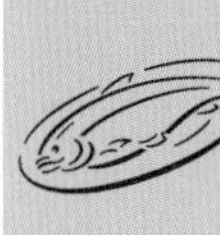

解　豆蔻是古代的一种水果，气味苦香，烹调中使用能祛异味，增添香味。现在多作为一种香料用来烹饪或调香。

「原典」

豆蔻味辛温無毒主温中心腹痛嘔去口臭氣鮮食佳也

豆蔻，味辛，温，无毒。主温中，心腹痛，呕，去口臭气。鲜食佳也。

皂荚子

冬至。果类

皂荚林初暗，
黄粱酒未和。

——《送怀州张从事仲宾》

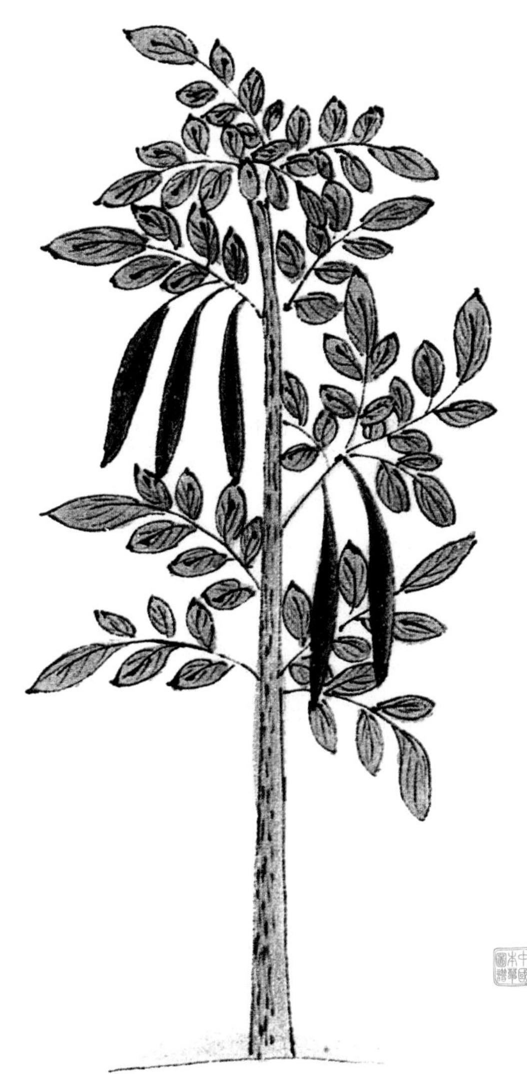

天然洗发水原料，还能预防传染病

解 皂荚子是我们常见的皂角树的种子，是医药食品、保健品、化妆品，甚至是洗发水等洗涤产品的天然原料。皂荚子炒熟后去掉种皮，用糖蜜炮制，还有预防各种流行病的作用。

「原典」

皂荚子炒舂去赤皮仁将水浸軟煮熟以糖蜜漬之甚踈導五臟風熱壅氣辟邪氣瘴氣有驗

皂荚子，炒，舂去赤皮，仁将水浸软，煮熟以糖蜜渍之，甚疏导五脏风热壅气，辟邪气、瘴气有验。

乌贼鱼

冬至。鱼类

乌贼鱼也叫墨鱼。

乌贼家家饭，
槽船面面风。

——《见诸公唱和暮春诗轴次韵作九首·其二》

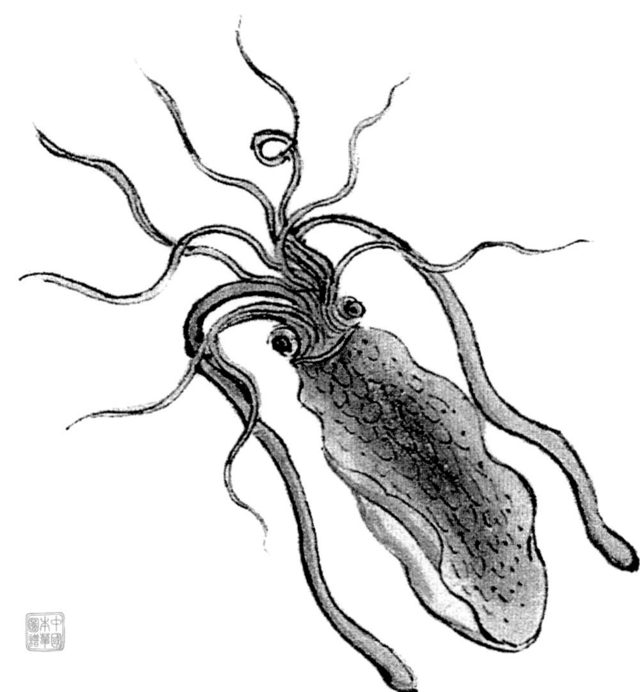

冬至

防止骨质疏松的鱼

解 乌贼鱼也叫墨鱼，但其实它不是鱼类，而是一种贝类。墨鱼不仅有较高的营养价值，而且还有很好的药用价值、保健价值。乌贼鱼味道鲜脆爽口，是一种热量很低的健康减肥食品。

「原典」

烏賊魚味鹹平主益氣強志通月經素問云主女子血枯

乌贼鱼，味咸，平，主益气强志，通月经。《素问》云：『主女子血枯。』

香油

冬至。味类

芝麻压得油，粳米炊得饭，还我丛林饱参汉。

——《偈颂七十八首·其七十》

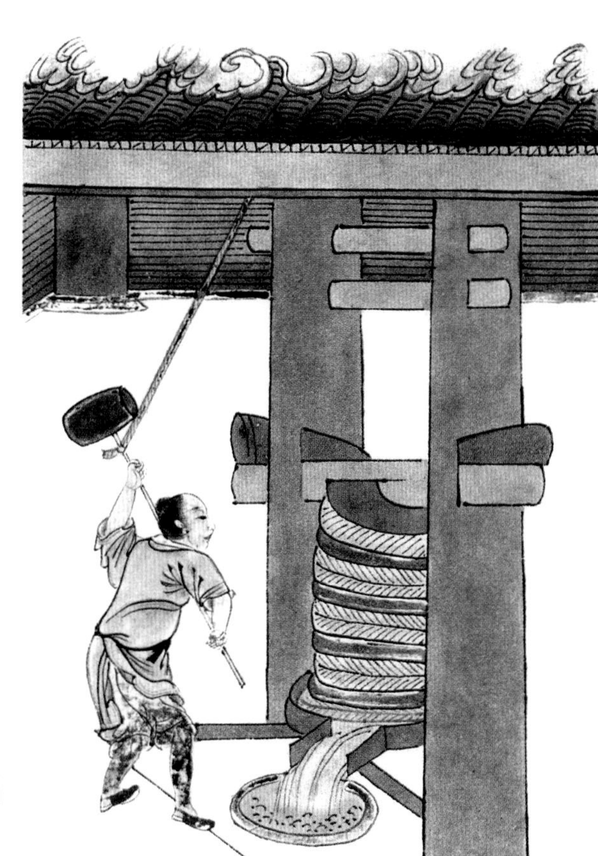

冬至

调料中的魔术师

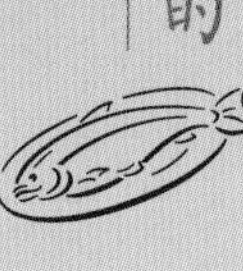

解 在众多调料中，香油就像个魔术师，不管是多难吃的菜，加点香油立马就芳香四溢，让人能提起胃口。香油浓郁的香气可以增加食欲，润肠通便，治疗便秘，还能软化血管，祛除老年斑，预防脱发和过早白发，非常适合中老年人吃。

「原典」

香油冷無毒發冷疾滑骨髓發臟腑渴困脾下三焦熱毒氣通大小腸殺五黄及蛔心痛并一切蟲生則冷熟則熱治飲食物須逐日熬熟用之經宿則動氣有齒牙脾胃疾者不可食

香油，冷，无毒。发冷疾，滑骨髓，发脏腑渴，困脾，下三焦热毒气，通大小肠，杀五黄及蛔心痛并一切虫。生则冷，熟则热，治饮食物，须逐日熬熟。用之经宿则动气，有齿牙脾胃疾者不可食。

小寒

一候雁北乡。二候鹊始巢。三候雉始鸲

冬

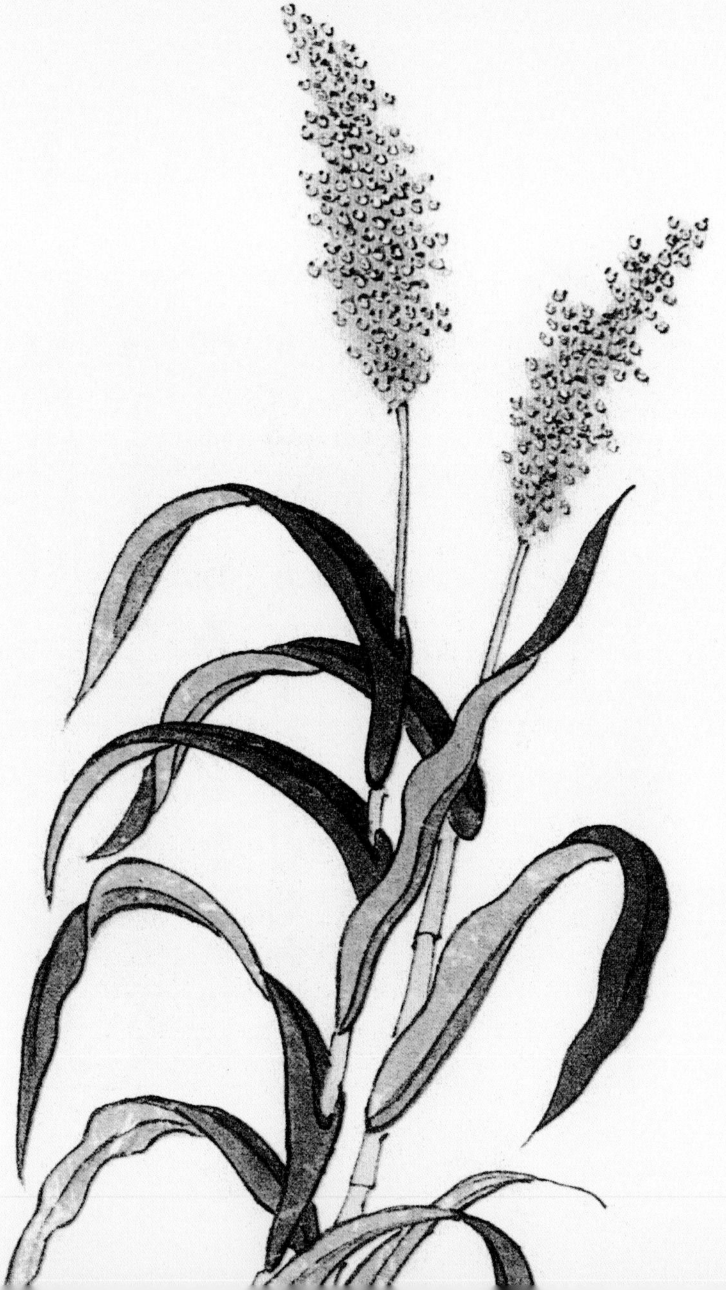

榅桲

。果类 消化食积的木梨

榅桲也叫木梨。

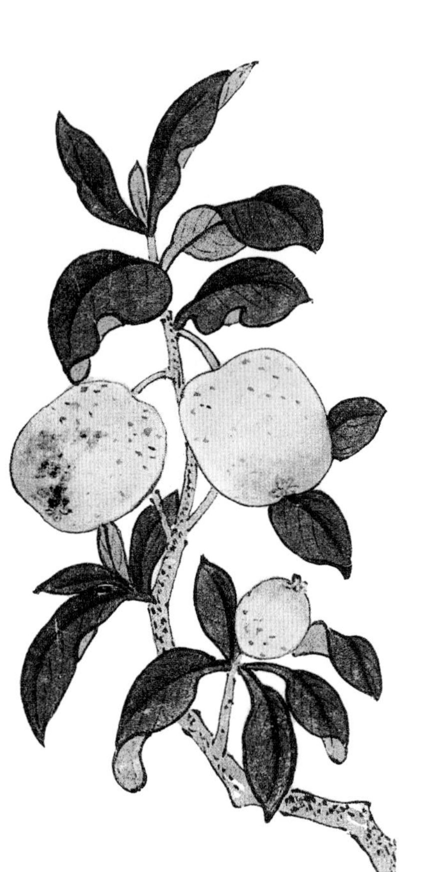

解 榅桲也叫木梨，生吃的时候有一种特殊的清香味，所以新疆人多将此用作『抓饭』的佐料，并视为上等食品。榅桲果实含儿茶素、黄磷素等类活性物质，能增加血管强度，促进人体健康。

榅桲味酸甘微温無毒主温中下氣消食除心間醋水食之須去浄浮毛否則損人肺令嗽

温泉水

小寒。水类

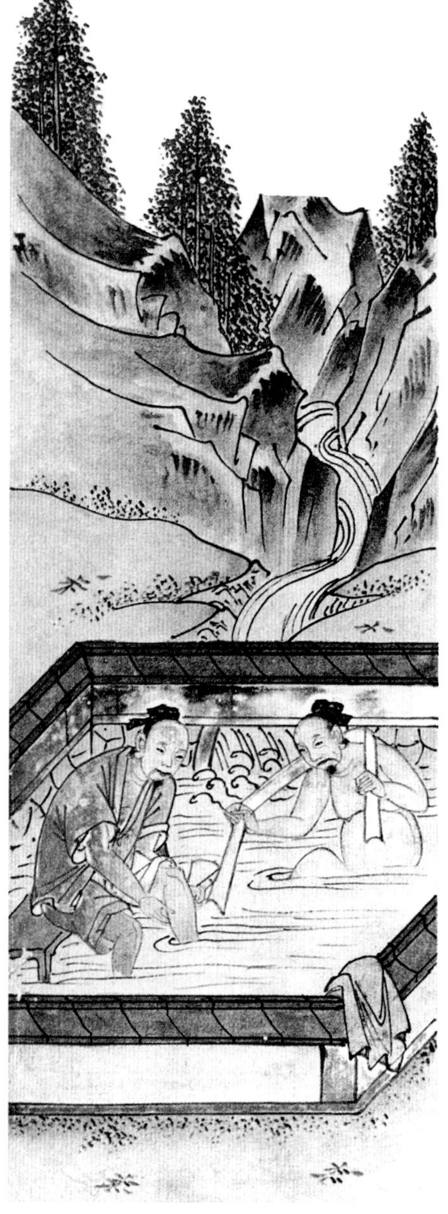

神井堪消疹，
温泉足荡邪。

——《浴温汤泉诗》

小寒

能调理多种疾病

解 温泉水是一种从地下自然涌出的泉水，温度偏高，泡温泉不仅能使肌肉松弛，消除疲劳，还能扩张血管，加速人体新陈代谢。大多数温泉中都含有有益人体的化学物质，但体虚的人不要轻易泡温泉。

「原典」

温泉水性熱有毒切不可飲一云下有硫黄即令水熱當其熱處可燖猪羊主治風頑痺浴之可除廬山下有温泉池往来方士教令患疥癩及楊梅瘡者飽食入池久浴得汗出乃止旬日諸瘡自愈然水有硫黄臭氣故應愈諸風惡瘡體虚者毋得輕入

温泉水，性热，有毒，切不可饮。一云下有硫磺，即令水热。当其热处，可燖猪羊，主治风顽痹，浴之可除尽。山下有温泉池，往来方士教令患疥癞及杨梅疮者，饱食入池，久浴得汗出乃止。旬日，诸疮自愈。然水有硫磺臭气，故应愈诸风恶疮。体虚者毋得轻入。

秫黍

小寒。谷类

秫黍就是高粱。

秫黍火温占土炕，
木绵衣冷换貂裘。

——《草堂即事四首·其四》

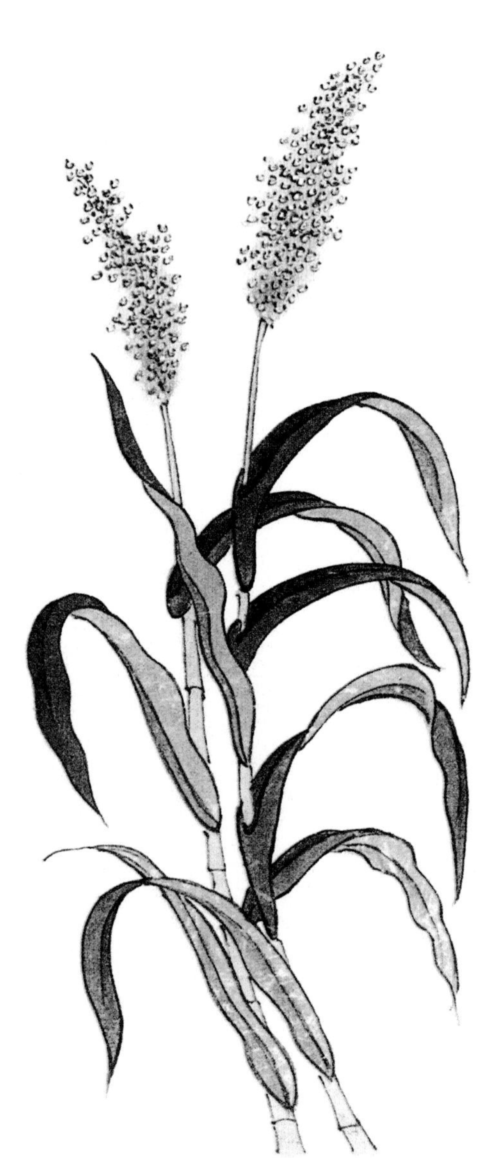

小寒

可吃可用的高粱

解 秫黍就是高粱，按性状及用途可分为食用高粱、糖用高粱、帚用高粱。食用高粱还可以酿酒，糖用高粱可以制糖浆或生食，帚用高粱可制笤帚或炊帚。

「原典」

秫蜀穀之最長米粒亦大而多者北地種之以備缺糧否則喂牛馬也南人呼為蘆穄

谷之最长，米粒亦大而多者。北地种之，以备缺粮，否则喂牛马也。南人呼为芦穄。

河豚

小寒。鱼类

尝罢河豚归棹动，
消梅初熟柳花飞。

——《别平江扬元鼎二首·其二》

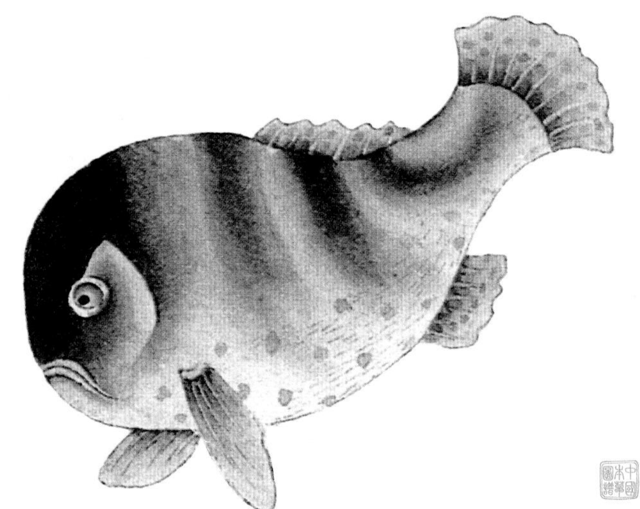

小寒

冒着生命危险也要尝鲜

解　河豚味道鲜美，让人回味无穷，但河豚有毒，吃河豚丧命已屡见不鲜，但还是有很多人冒着生命危险吃河豚。中医认为河豚能补虚、祛湿、杀虫。现代医学认为河豚毒性虽烈，却是无价之宝。

「原典」

河魨魚味甘温有大毒主補虛理腰脚痔疾殺毒其味極美肝尤毒然修治不法食之殺人橄欖蘆根糞水解之

河豚，味甘，温，有大毒。主补虚，理腰脚痔疾，杀毒。其味极美，肝尤毒。然修治不法，食之杀人。橄榄、芦根、粪水解之。

酒

小寒。味类

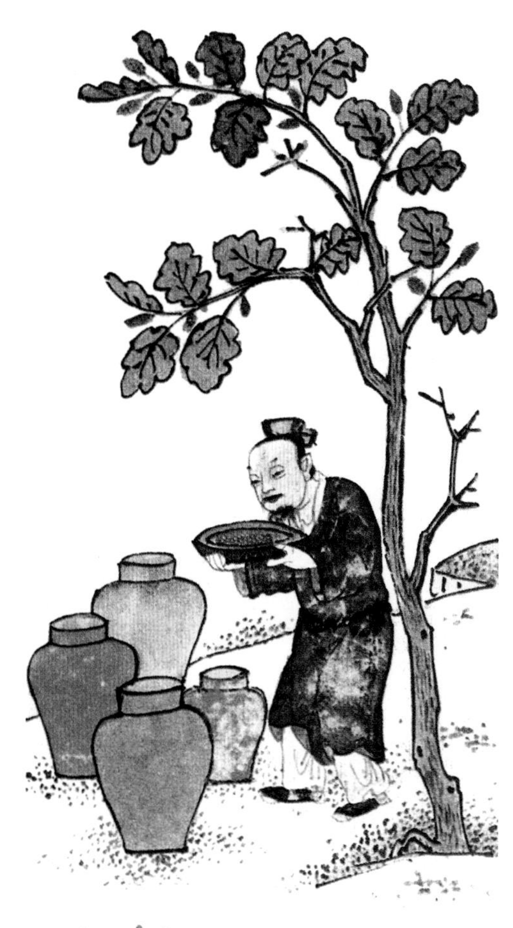

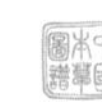

以为酒食，
以享以祀。

——《诗经·楚茨》

小寒

杀病毒，通血脉

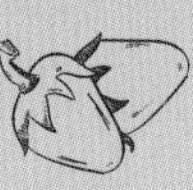

解　酒分为很多种，不同类的酒对人们生活的影响也不一样。其中白酒的用途最广，是餐桌上的主角，黄酒多用来烹调食物，果酒则用来保健，啤酒算是酒中普及率最高的，不能喝白酒的人往往还是会喝点啤酒的。

「原典」

酒大熱有毒主行藥勢殺百邪惡毒氣行諸經而不止通血脉厚腸胃禦風寒霧氣養脾扶肝味辛者能散為導引可以通行一、之表至極高之分苦者能下甘者居中而緩以者利小便又速洩

酒，大热，有毒。主行药势，杀百邪，恶毒气，行诸经而不止，通血脉，厚肠胃，御风寒雾气，养脾扶肝。味辛者能散，为导引，可以通行一身之表至极高之分。苦者能下，甘者居中而缓，淡者利小便又速泄。

荞麦

小寒。谷类

田翁独归处，
荞麦露花深。

——《村月》

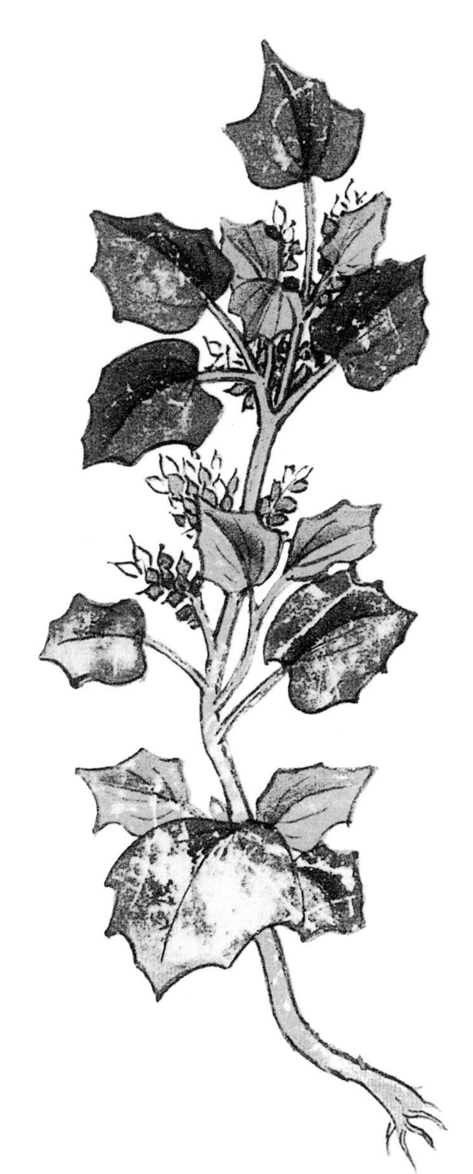

小寒

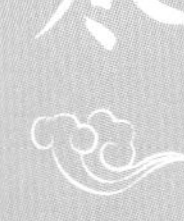

消炎粮食

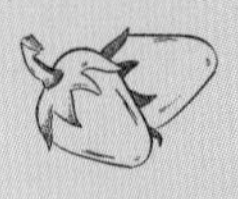

解 荞麦营养丰富，无论是甜荞还是苦荞，籽、茎、叶、花的营养价值都很高。荞麦富含蛋白质、维生素，有降血脂、保护视力、软化血管、降低血糖的功效。荞麦还可以杀菌消炎，所以有『消炎粮食』的美称。

「原典」

蕎麥味甘平寒無毒實腸胃益氣久食動風令人頭痃和猪肉食令人患熱風脫人眉鬚雖動諸病猶剉丹石煉五臟滓穢俗胃一年沉滞積在腸胃間食此麥乃消去

荞麦，味甘，平，寒，无毒。实肠胃，益气，久食动风，令人头痃。和猪肉食，令人患热风，脱人眉须，难动。诸病丹石炼，五脏滓秽，俗胃一年沉滞积在肠胃，间食此麦乃消去。

鳜鱼

小寒。鱼类

鳜鱼又叫鳌花鱼、桂鱼。

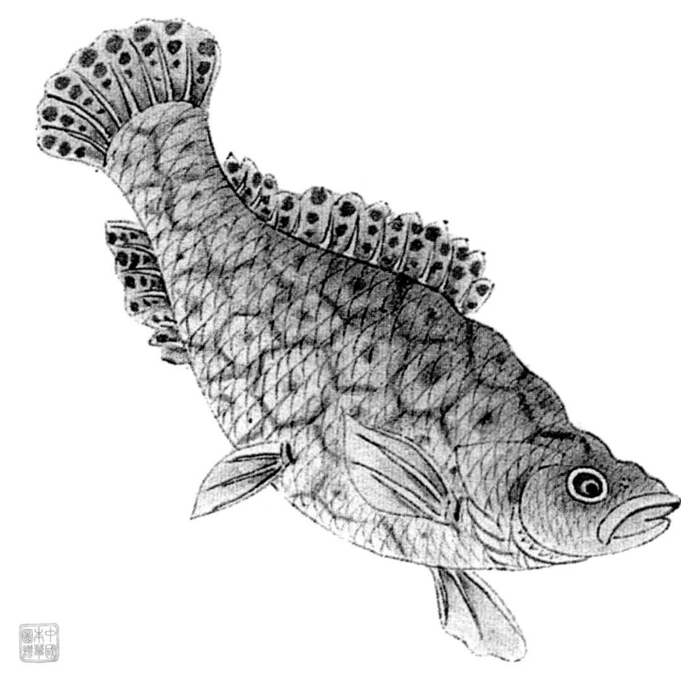

西塞山前白鹭飞，
桃花流水鳜鱼肥。

——《渔父歌》

小寒

吃东西十分仔细的鱼

解 鳜鱼又叫鳌花鱼、桂鱼，是我国『四大淡水鱼』之一。鳜鱼肉质细嫩，刺少肉多，味道鲜美，是鱼中之佳品。鳜鱼吃东西的时候十分仔细，它把鱼虾吃下去后，会把鱼刺和虾壳吐出来，这种特点在鱼类中不多见。

「原典」

鱖魚味甘無毒去腹内惡血及小蟲益氣力令人肥健一云平稍有毒益脾胃

鳜鱼，味甘，无毒。去腹内恶血及小虫，益气力，令人肥健。一云，平，稍有毒，益脾胃。

大寒

一候鸡乳。二候征鸟厉疾。三候水泽腹坚

冬

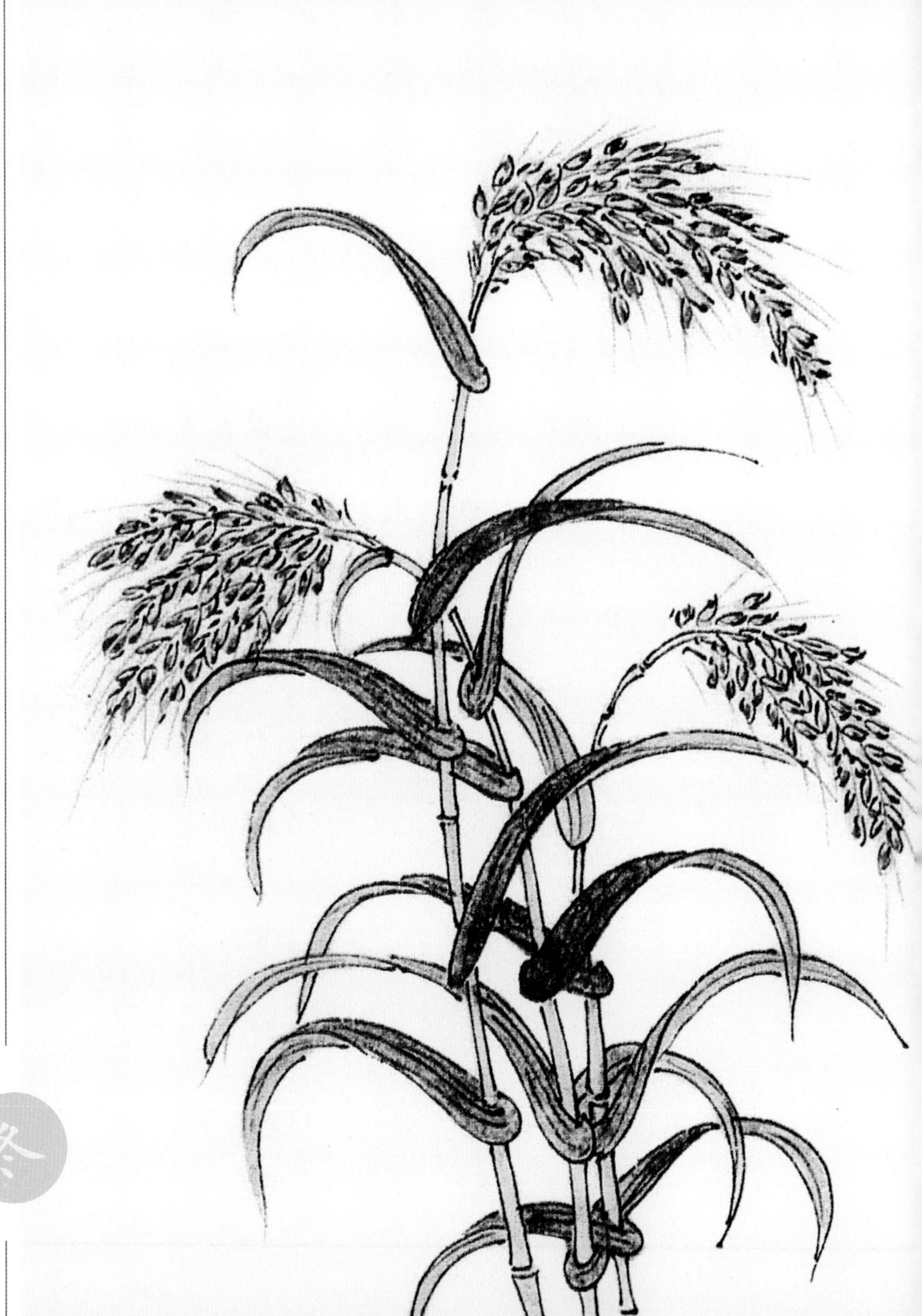

甘蓝

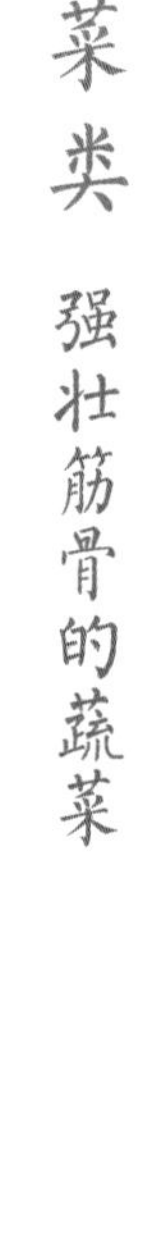
。菜类 强壮筋骨的蔬菜

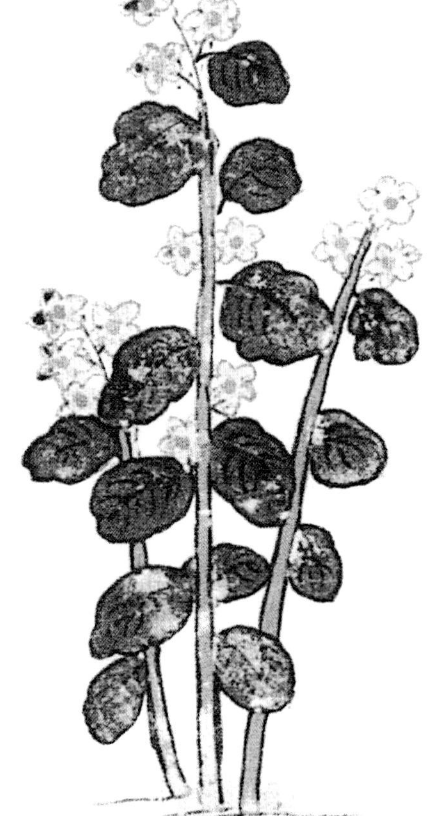

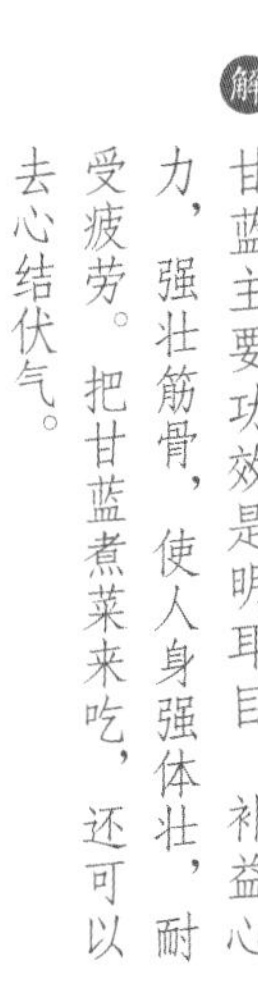
解 甘蓝主要功效是明耳目，补益心力，强壮筋骨，使人身强体壮，耐受疲劳。把甘蓝煮菜来吃，还可以去心结伏气。

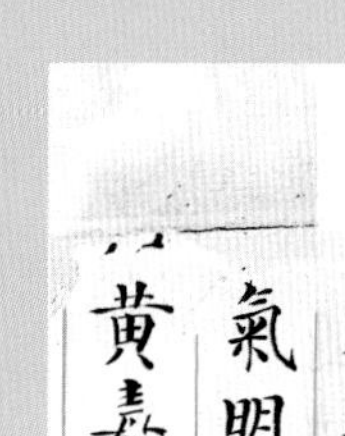
平補骨髓利臟腑并關節通經絡中氣明目耳健人少睡益心力壯筋骨黄[illegible]煑作菹食去心結伏氣

糯米

大寒。谷类

祝陵有酒清若空，
煮糯蒸鱼作寒食。

——《阳羡春歌》

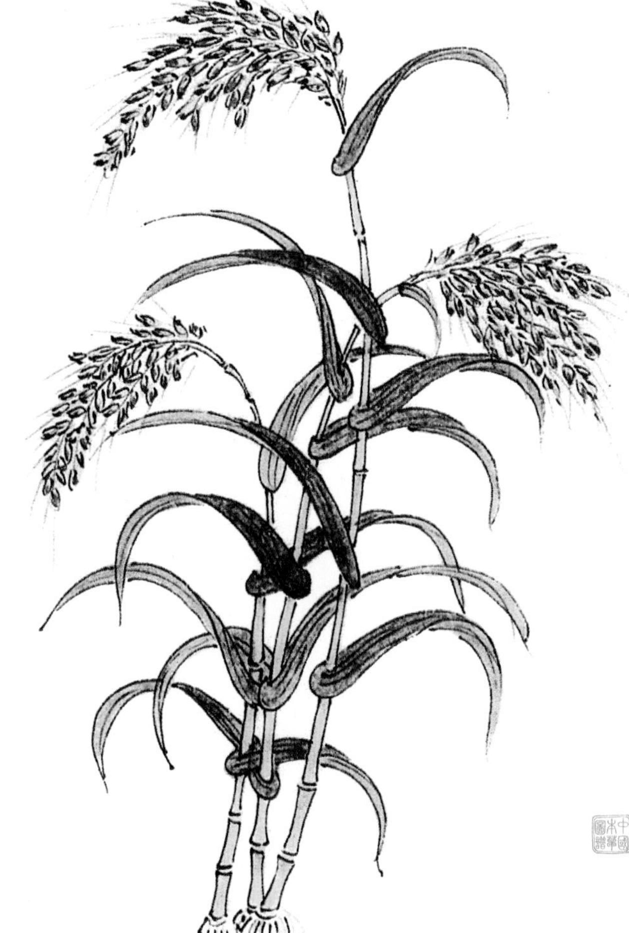

大寒

温补脾胃的粮食

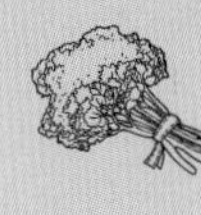

解 糯米的热量比面粉、大米都要高，逢年过节，很多地方都有吃年糕的习俗，正月十五的元宵、汤圆，端午节的粽子都是用糯米粉制成的。我们通常吃的米酒、醪糟就是用糯米酿造的。农村的人家，冬天还会用糯米做成糍粑喂牛，可以帮牛御寒以防冻伤。

「原典」

糯米味苦甘温無毒主温中令人多熱大便堅此本草經文也諸家有云性微寒妊娠與雜肉食[illegible]利子久食身軟以緩筋也又云寒使[illegible]睡發風動氣擁經絡氣止霍亂又云凉補中益氣行榮衛中積血所論蓋不同也夫所謂不利緩筋多睡之類以其性懦所致

糯米，味苦、甘，温，无毒。主温中，令人多热，大便坚，此本草经文也。诸家有云：『性微寒，妊娠与杂肉食不利子。久食身软以缓筋也。』又云：『寒使久睡，发风动气，拥经络气，止霍乱。』又云：『凉，补中益气，行荣卫中积血，所论盖不同也。』夫所谓不利缓筋多睡之类，以其性懦所致。

石耳

大寒。菜类

龛上已生新石耳，壁间空带旧茶烟。

——《过云居院玄福上人旧居》

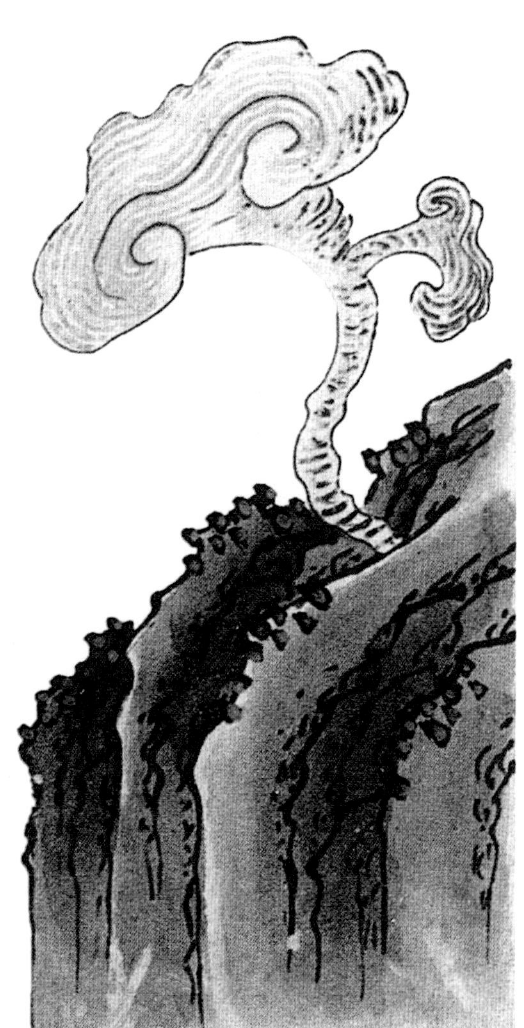

大寒

能延年益寿的灵芝

解 石耳也叫石木耳，一般长在石崖上。中医称它为灵芝，长期食用有延年益寿的功效。

「原典」

石耳石崖上所生者出天台山廬山等名山靈苑方中名曰靈芝味甘平無毒久食延年益顏色至老不改令人不飢大小便亦少一云性冷

石耳，石崖上所生者，出天台山、庐山等名山，《灵苑方》中名曰灵芝。味甘，平，无毒。久食延年，益颜色，至老不改，令人不饥，大小便亦少。一云性冷。

咸豆豉

大寒。味类

恐彼少盐醋，
米面并豆豉。

——《偈颂三十首·其十七》

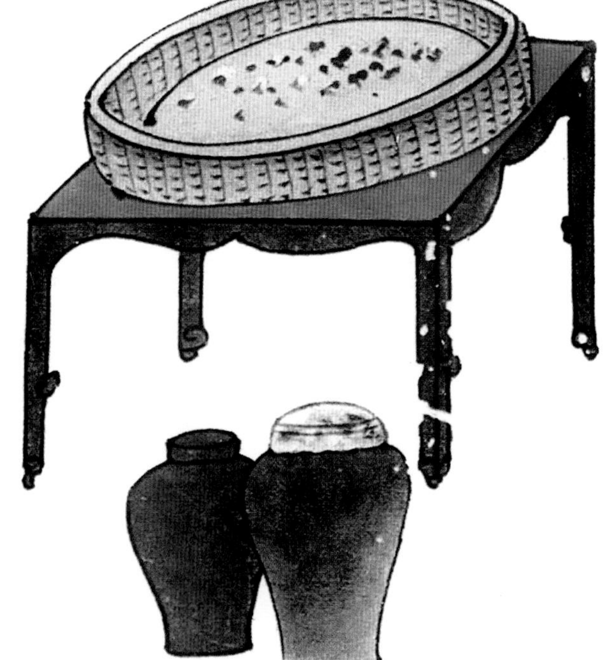

大寒

发散风寒的豆制品

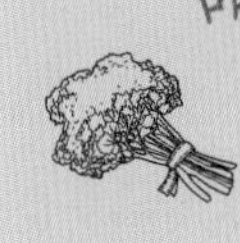

解 咸豆豉气味浓烈，可以去除腥气。它能发散风寒，调和脾胃，通利关节。在生活中，咸豆豉被广泛用于烹调中。咸豆豉以其特有的香气使人增加食欲，促进吸收。

「原典」

鹹豆豉味甘鹹無毒主解煩熱調中發散通關節香烈殺腥氣其法用黑豆酒醋浸蒸曝乾以香油和再蒸曝凡三遍量入盐并椒末乾生薑陳皮屑和藏食之宜病人

咸豆豉，味甘咸，无毒。主解烦热，调中发散，通关节，香烈杀腥气。其法，用黑豆酒醋浸蒸曝干，以香油和，再蒸曝，凡三遍，量入盐并椒末、干生姜、陈皮屑，和藏。食之宜病人。

蕈

大寒。菜类

蕈就是我们常见的蘑菇，也叫伞菌。

云有山客来，篮中见冬蕈。

——《雪中怀孟武昌》

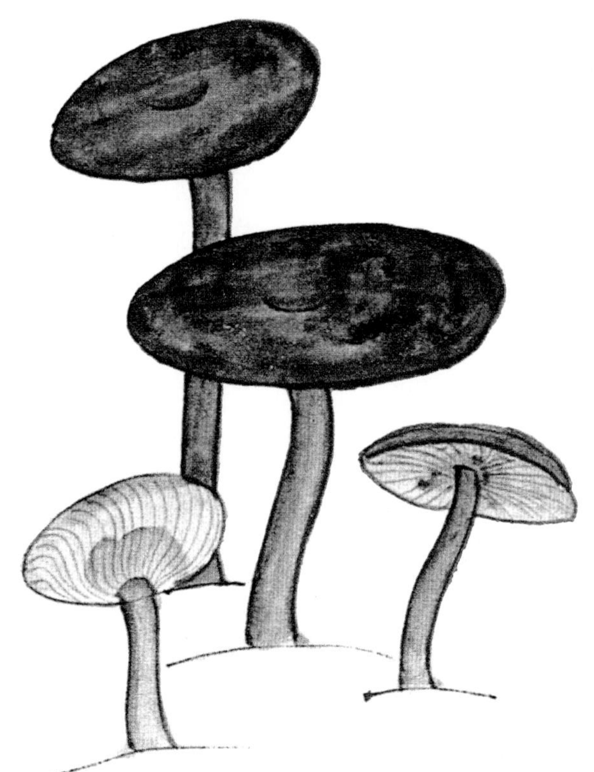

大寒

营养价值高的蘑菇

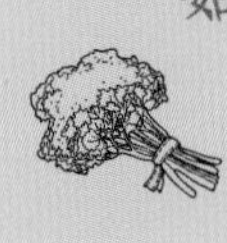

解 蕈就是我们常见的蘑菇，也叫伞菌。现在，蘑菇已经成为人们喜爱的美味之一，在世界范围内得到普遍认可。美国人称它为『上帝的食品』，日本人称它为『食物食品的顶峰』。蘑菇分为食用类和有毒类，不要自己采摘食用。

「原典」

蕈地生者為菌木生者為檽江南人呼為蕈味鹹甘平微溫小毒主心痛溫中去蛇螯毒蛔蟲寸白蟲諸蟲

蕈，地生者为菌，木生者为檽，江南人呼为蕈。味咸、甘，平，微温，小毒。主心痛，温中，去蛇螯毒，蛔虫、寸白虫诸虫。

木耳

大寒。菜类

野菇木耳皆珍品，
龟脍蛇羹非俗肴。

——《采山》

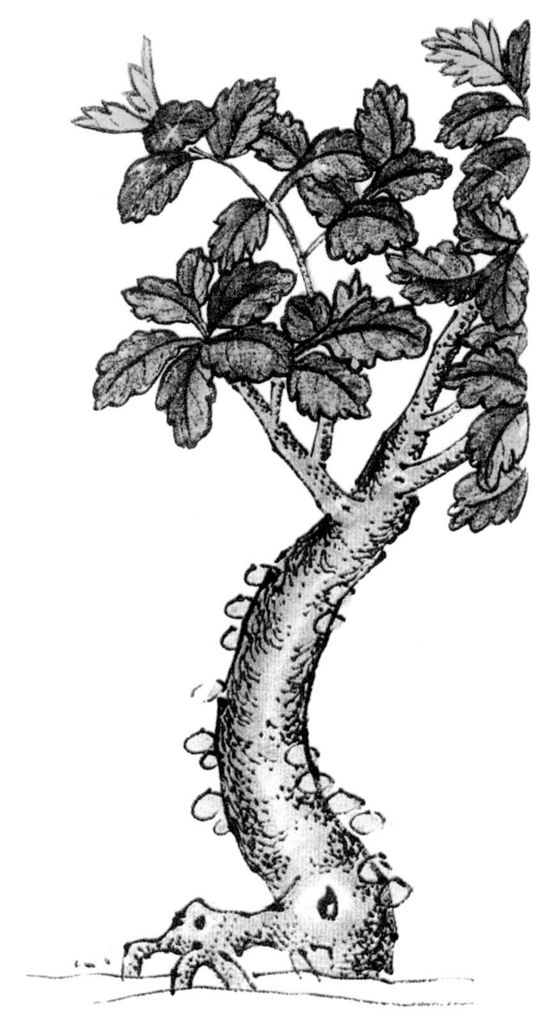

大寒

素中之荤营养高

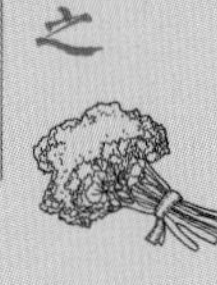

解 木耳又叫云耳、黑菜，形状像人的耳朵。木耳的营养价值非常高，可与肉类食物相提并论，被现代营养学家称为『素中之荤』。经常吃木耳可以让肌肤红润，容光焕发，还可以调理缺铁性贫血。

「原典」

耳凡木上所生者曰木耳主益氣輕身強志一云平利五臟宣腸胃氣排毒壓丹石熱又主血衄不可多食

木耳，凡木上所生者曰木耳。主益气，轻身强志。一云，平利五脏，宣肠胃，排毒气，压丹石热。又主血衄。不可多食。

盐

大寒。味类

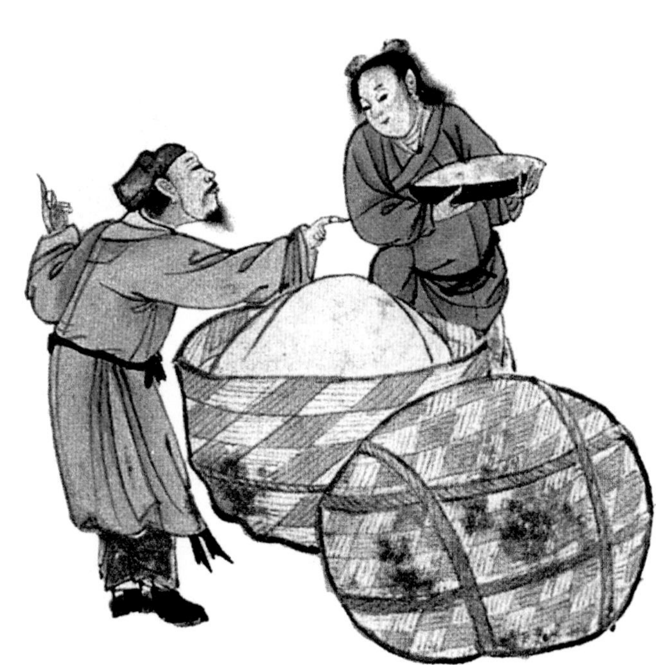

白盐出河东。美豉出鲁渊。

——《出歌》

大寒

家家户户离不开的味类

解

盐是人们日常生活中必不可少的味类，也是维持人体正常发育必不可少的营养物质，有『百味之王』之称。过度嗜盐会耗损人体骨骼内的钙，人们最终会因骨质疏松而失去健康，甚至生命。

「原典」

鹽味鹹氣寒無毒主殺鬼蠱邪疰毒氣下部䘌瘡吐胸中痰澼止心腹卒痛堅齒止齒縫出血中蚯蚓毒化湯中洗沃之又用接藥入腎利小便明目止風淚多食傷肺喜欬又令人失色膚黑走血損筋病嗽及水者宜禁之

盐，味咸，气寒，无毒。主杀鬼蛊，邪疰毒气，下部䘌疮，吐胸中痰澼，止心腹卒痛，坚齿，止齿缝出血。中蚯蚓毒，化汤中洗沃之。又用接药入肾，利小便，明目，止风泪。多食伤肺喜欬，又令人失色肤黑，走血损筋。病嗽及水者宜禁之。